Katrin Lüdtke

Gesund mit
Getreide
und Grassäften

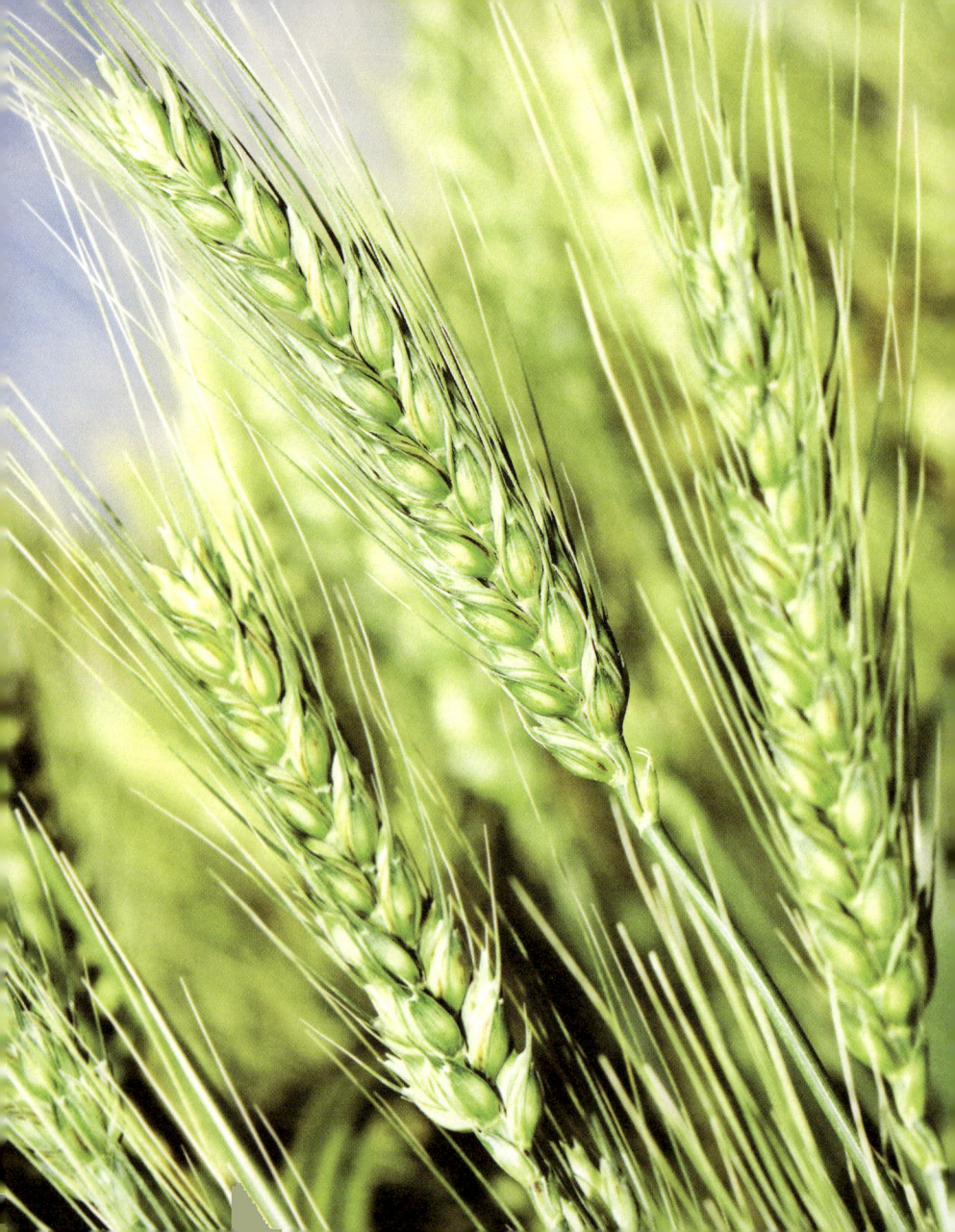

Katrin Lüdtke

Gesund mit
Getreide
und Grassäften

- Immunstärkend
- Entgiftend
- Vitalisierend

HERBiG | Hausapotheke

Die Ratschläge in diesem Buch sind von Autorin und Verlag sorgfältig geprüft, dennoch kann keine Garantie übernommen werden. Jegliche Haftung der Autorin bzw. des Verlages und seiner Beauftragten für Gesundheitsschäden sowie Personen-, Sach- und Vermögensschäden ist ausgeschlossen.

Bitte beachten Sie, dass die Vorschläge in diesem Buch keinesfalls eine medizinische Beratung oder Behandlung durch einen Arzt oder Heilpraktiker ersetzen können!

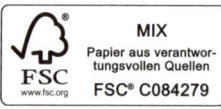

Besuchen Sie uns im Internet unter:
www.herbig-verlag.de

© 2013 by F. A. Herbig Verlagsbuchhandlung GmbH, München
Alle Rechte vorbehalten
Umschlaggestaltung: Wolfgang Heinzel
Coverphoto: shutterstock
Satz: Buch-Werkstatt GmbH, Bad Aibling
Gesetzt aus der 9,5/13,5 Utopia
Druck und Binden: Finidr s.r.o.
Printed in EU
ISBN: 978-3-7766-2731-2

Inhalt

Vorwort

»Lass die Nahrung deine Medizin sein
und Medizin deine Nahrung!«
Hippokrates

Wussten Sie schon, dass Getreide nicht nur die wichtigste Nahrungsgrundlage für den größten Teil der Menschheit ist, sondern dass es außerdem auch vielfältige Heilwirkungen hat? Vollkorngetreide liefert fast alle Nährstoffe, die der Mensch benötigt, vor allem Kohlenhydrate, Eiweiß, Ballaststoffe, Vitamine, Mineralien und Spurenelemente. Die meisten Menschen denken bei Getreide vielleicht zuerst an frisches, knuspriges Brot, aber auch an das morgendliche Müsli, an leckere Kuchen und Kekse sowie an warme Getreidegerichte wie Nudeln, Pizza und Aufläufe. Doch dieses Buch hier wird Ihnen eine andere, vielleicht ein wenig überraschende Seite des Getreides zeigen: Denn Getreide ist nicht nur ein wichtiges Nahrungsmittel, sondern es hat auch ganz nebenbei noch viele gesundheitsfördernde und heilende Eigenschaften. Schon seit dem Altertum ist Getreide daher ein beliebtes Hausmittel. Bekannt sind zum Beispiel die Haferschleimsuppe bei Magen-Darm-Beschwerden, Reistage zur Entwässerung und Entschlackung sowie diverse Körnerkuren zur Stoffwechselentlastung und Entgiftung. Aber Getreide hat noch weitaus mehr heilsame Eigenschaften zu bieten. Es ist schon erstaunlich, was alles in den kleinen Körnern steckt, die wir täglich in irgendeiner Art und Weise zu uns nehmen – geradezu eine halbe Apotheke! Ganz besonders gesund sind übrigens auch die Rohkostvarianten des Getreides, die

Getreidekeimlinge und die Getreidegrassäfte. Sie sind die »Super-Fitmacher« aus der Getreideapotheke, also ein richtiger Geheimtipp. Wie schon Hippokrates sagte: *»Lass die Nahrung deine Medizin sein und Medizin deine Nahrung!«* Warum sollten wir diese Weisheit nicht auch beim Getreide anwenden, zumal es ohnehin täglich auf unserem Speiseplan steht? Für diese Hausapotheke habe ich einige gesundheitlich besonders wertvolle Getreidesorten mit ausgesprochen vielseitigen innerlichen und äußerlichen Anwendungsmöglichkeiten ausgewählt:

- **Hafer** ist als vitamin-, fett- und eiweißreichstes Getreide eine optimale Aufbaunahrung für Körper und Geist. Er ist die prominenteste und vielseitigste Heilpflanze unter den Getreidearten.
- **Hirse** wirkt als kieselsäurereichstes und basenbildendes Getreide entzündungshemmend, stärkt Knochen und Zähne, sorgt für schönes Haar und ist ideal für Allergiker.
- **Gerste** ist sehr mineralstoffreich und bekömmlich und wird in vielen Kulturen als Heilmittel eingesetzt, vor allem bei Magen- und Darmerkrankungen und zur Senkung des Cholesterinspiegels.
- **Weizen** ist das wichtigste Brotgetreide der Welt und besticht mit seinem angenehmen, milden Geschmack, den guten Backeigenschaften und dem wertvollen Keimöl. Die Urweizensorten **Einkorn, Emmer, Kamut** und vor allem der heilkräftige **Dinkel** sind ausgesprochen bekömmlich und besonders für Allergiker gut geeignet.

Lassen Sie sich überraschen und inspirieren von den interessanten Informationen zu Wirkungen und Einsatzgebieten sowie geschichtlichem Hintergrund dieser Getreidesorten. Ich selbst bin beim Schreiben dieses Buches immer wieder von den heimlichen »Getreide-Talenten« und den spannenden historischen Überlieferungen begeistert worden. Fast alle hier aufgeführten Heilrezepte und Anwendungen sind schnell und einfach zuzubereiten, ebenso auch die meisten kulinarischen Rezepte. Unter ihnen finden sich übrigens viele leckere und interessante vegetarische, meist auch für Allergiker gut geeignete Rezepte, wie z. B. Emmerbrot, Haferknödel, Tabbouleh, Teffbrot und viele weitere.

Viel Freude beim Lesen und beim Ausprobieren der Rezepte wünscht Ihnen

Katrin Lüdtke

Dank:
Für die wertvolle Beratung und Unterstützung bei der Arbeit an diesem Buch möchte ich mich besonders bei Angelika Engling, Britta Khoury, Kerstin Renner, Heilpraktiker und Dipl.-Psych. Hans-Jürgen Trosiener, Ulrike Wiedensohler sowie bei meinem Mann Roland Lüdtke und meinem Sohn Johannes ganz herzlich bedanken.

Einleitung – Getreide gestern und heute

Getreide ist seit der Jungsteinzeit wichtigstes Grundnahrungsmittel fast aller Völker der Erde und so ist es nicht verwunderlich, dass es schon seit dem Altertum in vielen Kulturen auch als Heilmittel eingesetzt wird. Zum Beispiel empfahl in China schon vor ca. 5000 Jahren *Kaiser Shen Nung* die Verwendung von Keimlingen zur Heilung und Entgiftung. Im *Papyrus Ebers* (eine der ältesten medizinischen Papyrusaufzeichnungen) ist dokumentiert, dass im alten Ägypten vor ca. 3500 Jahren verschiedene Zubereitungen von Getreidekörnern für viele Heilzwecke eingesetzt wurden. Die bei uns erst im 20. Jahrhundert bekannt gewordene Weizengrassafttherapie verwendeten schon die alten Mayas und Indianer als Heilmittel. Bedeutende Ärzte und Wissenschaftler im alten Griechenland und Rom, wie *Hippokrates* und *Pythagoras,* empfahlen eine einfache Kost aus Getreide, Früchten und Gemüse und setzten Zubereitungen aus Hafer und Gerste in der Volksmedizin ein. Vor ca. 200 Jahren wurde ein getrockneter pulverisierter Extrakt aus Getreidekeimlingen erfolgreich gegen die tödliche Seefahrerkrankheit Skorbut verabreicht, auch der Seefahrer und Entdecker *James Cook* verwendete diese Medizin bei einer Weltumsegelung. Der Arzt *Dr. med. Joseph Evers (1894–1975)* setzte Getreidekeimlinge und Vollkorngetreide im Rahmen einer speziellen Rohkostdiät ein, um erfolgreich Multiple Sklerose zu behandeln (s. S. 95+97). Heutzutage hat die moderne Ernährungswissenschaft anhand vieler Studien die vorbeugende und heilende Kraft des Vollkorngetreides gegen verschiedene Zivilisationskrankheiten (wie z. B. zu hohe Blutfett- und Cholesterinwerte, Herz- und Kreislauferkrankungen, Diabetes) sowie für die Krebsprävention eindeutig nachgewiesen. Besonders Gerste, Hafer, Hirse und Vollweizen stehen an der Spitze der empfohlenen heilkräftigen Getreidesorten. Doch bevor es gleich mit den gesundheitlichen Wirkungen und Anwendungsmöglichkeiten der einzelnen Getreidesorten für unsere Gesundheit weitergeht, hier zunächst ein paar geschichtliche und aktuelle Hintergründe über die jahrtausendealte Beziehung zwischen Mensch und Getreide. Ich lade Sie daher nun auf einen kleinen Ausflug in die Geschichte ein – beginnend in der Jungsteinzeit.

Geschichtliches

Schon zur Zeit der Jäger und Sammler wussten die Menschen, dass die Körner bestimmter Gräser schmackhaft und bekömmlich waren. Sie sammelten damals vor allem frisch gekeimte bzw. unreife Samen von Wildgräsern und verzehrten sie roh, aber vermutlich auch schon geröstet oder zu einfachen Fladen verarbeitet und auf heißen Steinen getrocknet. Fladen sind übrigens weltweit auch heute noch die am weitesten verbreitete Zubereitungsart von Brot. Als die Menschen vor etwa 10 000 Jahren begannen, sesshaft zu werden, versuchten sie erstmals, die Körner dieser Gräser in Siedlungsnähe auszusäen, um sich das tägliche mühsame Sammeln zu ersparen und Nahrung auf Vorrat zu haben. Der Getreideanbau wurde schnell immer erfolgreicher und war die Voraussetzung für einen äußerst wichtigen Schritt in der Menschheitsgeschichte: das Ende der Epoche der *Jäger und Sammler* und der Beginn des Zeitalters von *Ackerbau und Viehzucht.* Nach und nach wurden aus den Gräserwildformen durch viele Versuche die heute be-

15

kannten Getreidesorten gezüchtet. Gerste, Emmer und Einkorn waren die ersten Pflanzenarten, die vor etwa 11 000 Jahren im Nahen Osten (das damalige Mesopotamien oder Zweistromland) erfolgreich angebaut wurden. Ungefähr gleichzeitig begann in Asien der Hirse- und etwas später der Reisanbau. Allmählich breiteten sich die Getreidearten nach Europa aus: In Mittel- und Westeuropa begannen die Menschen vor ungefähr 7500 Jahren mit dem Anbau von Emmer (Urweizen), Einkorn, Gerste und Hirse, später auch von Hafer. Anfangs wurde das Getreide für den Verzehr nur grob zerkleinert und mit Wasser gemischt als Brei verzehrt oder auf heißen Steinen zu harten Fladen gebacken. Doch schon bald wurden die ersten Fladenbrote in Öfen gebacken. Zunächst bedeuteten die ungewohnt großen Mengen an Getreide für den Verdauungstrakt der Menschen eine große Umstellung. Er war es nicht gewohnt, größere Mengen Stärke zu verarbeiten, zumal die ersten Getreidespeisen durch die äußerst einfache Zubereitung viel schwerer verdaulich waren als heute. Es wird vermutet, dass sich die Menschen außerdem in dieser Zeit zu einseitig von dem neu entdeckten Getreide ernährten, denn sie litten an Mangelerscheinungen wie Blutarmut und Skorbut. Außerdem nahm mit dem Beginn der Getreideernährung auch die Kariesanfälligkeit der Zähne zu, da der Kohlenhydratanteil der Nahrung nun plötzlich viel höher war. Die Fladen enthielten häufig auch kleine Steinchen, wodurch die Zähne damals sehr stark abgenutzt wurden. Die Zahnprobleme nahmen jedoch erst größere Ausmaße an, als die Menschen vor etwa 100 Jahren verstärkt begannen, Weißmehlprodukte und Zucker zu verzehren. Die Bekömmlichkeit der Getreidenahrung verbesserte sich recht bald, indem nach und nach immer bessere Zubereitungsarten entdeckt und erprobt wurden. Besonders die Entdeckung des Sauerteigs (ein durch Milchsäurebakterien und durch Hefen gegärter und gesäuerter Teig) war eine große Revolution auf diesem Gebiet, die Verdaulichkeit und Geschmack sehr verbesserte. Der Sauerteig wurde in Ägypten vor ungefähr 6000 Jahren durch Zufall entdeckt, indem etwas Teig für die Fladenherstellung versehentlich liegen blieb und zu gären anfing. Der Teig wurde trotzdem gebacken und man stellte fest, dass dieser Fladen viel lockerer und schmackhafter war. Bis dahin gab es außer Getreidebrei, der übrigens noch heute vom größten Teil der Weltbevölkerung statt Brot gegessen wird, nur ungesäuerte Fladenbrote. Diese Fladen konnte man nur warm wirklich genießen, denn sie wurden nach dem Abkühlen steinhart. Das hatte aber durchaus auch Vorteile, denn so war das Brot lange haltbar und konnte gut transportiert werden. Später konnte es dann wieder zu einem essbaren Brei aufgeweicht werden. Allmählich fand die neue Brotbackkunst mit Sauerteig ihren Weg auch nach Europa, und zwar zuerst nach Rom. Die Tagesration der römischen Legionäre betrug damals übrigens fast ein Kilogramm Getreide in Form von Fladenbrot und Brei. Wenn einmal das Getreide nicht reichte und stattdessen Fleisch gegessen werden musste, wurde dies von den Soldaten als »Mangelkost« betrachtet. Die Soldaten hatten auf Feldzügen immer auch eine Getreidemühle dabei, um die Körner frisch zu mahlen. Bis zum Mittelalter wurde das Getreide beinahe zu jeder Mahlzeit frisch gemahlen. Nach und nach wurde die Getreidebearbeitung und Brotherstellung immer mehr technisiert und damit die Brotsorten vielfältiger (heute werden in Deutschland über 300 verschiedene Brotsorten hergestellt!) sowie in großen Mengen verfügbar. Im Zuge der Industrialisierung begann ab dem 19. Jahrhundert eine immer stärkere Denaturierung des Getreides. Es wurden größere Mengen Mehl hergestellt, die transportiert und gelagert werden mussten. Man stellte fest, dass ausgemahlenes, helles Mehl viel länger haltbar ist als Vollkornmehl, das schon nach wenigen Monaten ranzig wird. Gleichzeitig wurde von der Bevölkerung Weißmehl als »modern und vornehm« eingestuft, Vollkornmehl dagegen als »minderwertig und für arme Leute«. Weißbrot wurde zum Prestige-Nahrungsmittel. Die damalige Ernährungswissenschaft erklärte zudem, dass die Kleie nur »überflüssiger, unnützer Ballast« sei. Heute wissen wir das natürlich besser (s. S. 26+33), trotzdem wird immer noch der größte Teil unserer Getreideprodukte aus Auszugsmehlen hergestellt.

Die Bedeutung von Getreide für die Welternährung heute

Weltweit hat der Getreideanbau den größten Anteil an der landwirtschaftlichen Produktion, denn Getreide ist das wichtigste Nahrungsmittel für die Menschheit. Es hat sehr viele Vorteile: eine ausgewogene Nährstoffzusammensetzung, eine hohe Nährstoffdichte (d. h. auf kleinstem Raum ist eine große Menge an Nährstoffen versammelt), es ist sättigend, preiswert, gut lager- und transportfähig und meist gut verfügbar. Mindestens die Hälfte des Bedarfs an Energie aus Nahrung und an Eiweiß weltweit wird allein durch Getreide abgedeckt, denn es ist der wichtigste Kohlenhydrat- und ein bedeutender Proteinlieferant. Der größte Teil der weltweiten Ackerfläche (75 %) wird für den Getreideanbau genutzt, aber etwa die Hälfte der Ernte wird als Futtermittel für Nutztiere verwendet. Da für die Herstellung von einem Kilogramm Fleisch durchschnittlich die zehnfache Menge Getreide oder Soja verbraucht wird (7–16 kg), ist dies eigentlich eine Nahrungsmittelverschwen-

2 Schon früh lernten die Menschen,
aus Getreide Brot zu backen.

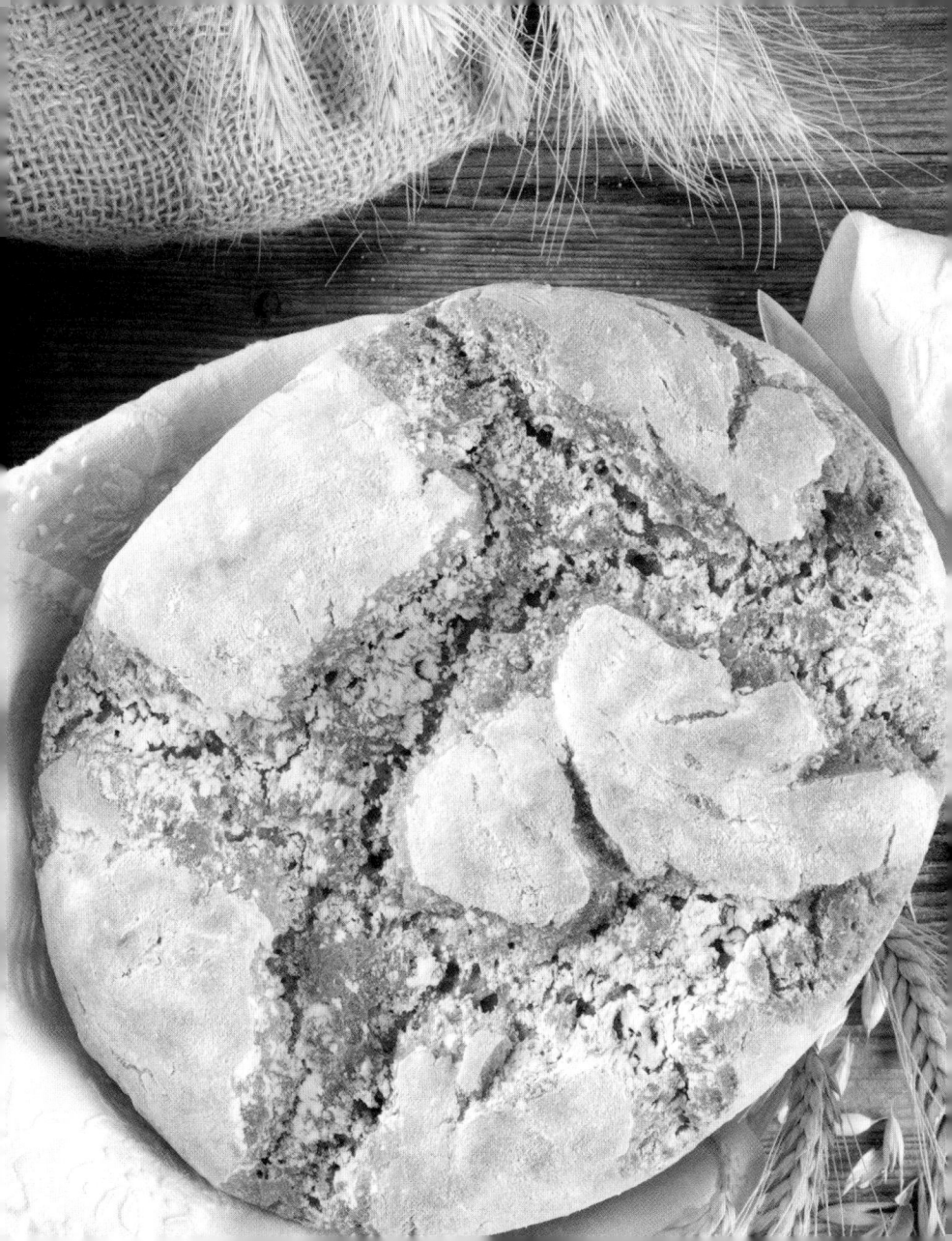

dung. Um z. B. ein Kilogramm Rindfleisch zu erzeugen, müssen rund 16 Kilogramm Getreide eingesetzt werden. Aus dieser Getreidemenge könnten mindestens 20 Brote gebacken werden, von denen weitaus mehr Menschen satt werden würden als von einem Kilo Fleisch. Bei der »Umwandlung« von Getreide in Fleisch geht somit wertvolle Nahrungsenergie verloren. Der Getreideverbrauch durch die Massentierhaltung wächst weltweit zurzeit fast doppelt so schnell wie der Getreideverbrauch für die direkte menschliche Ernährung, da der Fleisch- und Milchverbrauch ständig steigt. Gleichzeitig hungern eine Milliarde Menschen auf der Erde. Doch schon jetzt kann die Nahrungsmittelproduktion kaum weiter gesteigert werden, u. a. weil bereits die landwirtschaftlichen Flächen, der fruchtbare Boden und das Trinkwasser knapp werden. Besonders zur Erzeugung tierischer Lebensmittel wird extrem viel landwirtschaftliche Fläche, Trinkwasser und Energie benötigt. Zudem ist die Herstellung von Biosprit aus Getreide eine unverantwortliche Verschwendung unseres wichtigsten Nahrungsmittels.

Buchtipps dazu: J. G. Schnitzer: Gesundheit, Getreide, Welternährung; W. Hirn: Der Kampf ums Brot; R. Dahlke: Peace Food

Der Welthunger könnte besiegt werden, würden alle pflanzlichen Nahrungsmittel direkt für die menschliche Ernährung eingesetzt, ohne die Nahrungskette weiter über das Tier zu verlängern. Würde weltweit z. B. nur 10 % weniger Getreide an Tiere verfüttert, könnte die Ernährung für zusätzliche 225 Millionen Menschen gesichert werden.

Wissenswertes und Kurioses zu Getreide

Getreide in Mythologie, Religion und Brauchtum

In alten Kulturvölkern galten Getreide und Brot als heilige Nahrung und waren Bestandteil vieler kultischer Mythen und Rituale. Im alten Ägypten war Getreide eine übliche Grabbeigabe, man fand Emmer, Gerste und Weizen in den Grabkammern der Pyramiden. Im antiken Griechenland wurde *Demeter* als Göttin der Fruchtbarkeit, des Ackerbaus und des Getreides verehrt. Darin hat unser heutiges Erntedankfest seinen Ursprung. Die Römer verehrten ebenfalls die Göttin der Fruchtbarkeit, des Ackerbaus und des Getreides, sie hieß bei ihnen allerdings *Ceres* (unser Begriff *Zerealien* für Getreideprodukte leitet sich davon ab). Auch heute noch hat Getreide einen hohen ideellen und spirituellen Wert und ist in Religion und Brauchtum fest verankert. So wird z. B. als Symbol für Glück, Wohlstand und Fruchtbarkeit bei Hochzeiten das Brautpaar gern mit Reiskörnern überschüttet und beim Einzug in ein neues Heim bringen die Gäste Brot und Salz mit. Im Christentum gilt das Brot als Symbol des Lebens und der Nahrung, und allgemein steht das Getreide symbolisch für den Sieg des Lebens über den Tod sowie für Fruchtbarkeit und Wohlstand.

Getreide als Zahlungsmittel, Normgewicht und Längenmaß

Getreide wurde noch bis Anfang des 19. Jahrhunderts gelegentlich sogar als Zahlungsmittel verwendet. Auch Steuern wurden früher sehr oft in Form von Getreideabgaben erhoben. Außerdem diente Getreide als Normgewicht:

Der Begriff *Gran* stand für das Gewicht eines Gerstenkorns, auch der heutige Begriff *Karat* stammt noch aus dieser Zeit. Ein Karat entsprach dem Gewicht von drei Gersten- oder vier Weizenkörnern. Im Mittelalter wurde die Länge eines Gerstenkorns als angelsächsische Längeneinheit verwendet. Ein *Inch* entsprach damals in England der Länge von drei Gerstenkörnern.

Getreide-Steckbrief

Getreide ist ein Sammelbegriff für einjährige kultivierte Gräser und deren Körnerfrüchte. Die sieben Getreidesorten sind *Hafer, Hirse, Gerste, Mais, Reis, Roggen und Weizen* (mit Dinkel und Kamut als Urformen des Weizens). Daneben gibt es die nicht zur Gräserfamilie gehörenden Pseudogetreide *Amaranth* (Fuchsschwanzgewächs), *Buchweizen* (Knöterichgewächs) sowie *Quinoa* (Gänsefußgewächs). Sie zählen im botanischen Sinne nicht zum Getreide, werden aber wie Getreide verwendet. Außerdem gibt es seit etwa 100 Jahren eine künstliche Hybridform bzw. ein neu gezüchtetes Getreide: *Triticale,* eine Kreuzung aus Weizen und Roggen, die aber nur als Tierfutter verwendet wird und kaum Bedeutung hat. Alle Getreidepflanzen bestehen aus einem weitverzweigten Wurzelsystem, das bis zu zwei Meter tief in die Erde reichen kann, sowie einem hohen und hohlen Stängel mit langen, schmalen Blättern. Die Körner sind entweder in einer kompakten *Ähre* angeordnet (bei Weizen, Roggen und Gerste), an *Rispen* (bei Hafer, Hirse und Reis) oder an *Kolben* (bei Mais und teilweise auch bei Hirse). Man unterscheidet außerdem *Spelzgetreide,* bei dem das Korn mit der Spelze fest verwachsen ist (dazu zählen Dinkel, Gerste, Hafer, Hirse und Reis) und *Nacktge-*

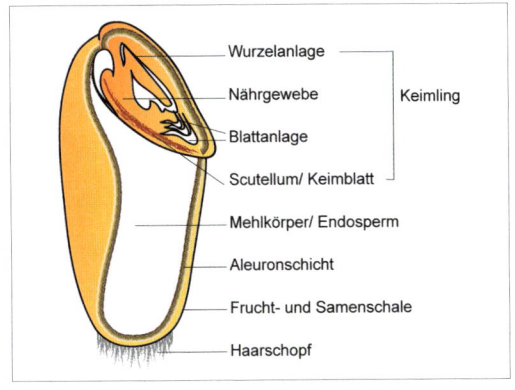

- Wurzelanlage ⎤
- Nährgewebe ⎥ Keimling
- Blattanlage ⎥
- Scutellum/ Keimblatt ⎦
- Mehlkörper/ Endosperm
- Aleuronschicht
- Frucht- und Samenschale
- Haarschopf

3 Längsschnitt durch
ein Weizenkorn

treide, bei dem die Körner nur lose in der Spelze liegen und beim Dreschen herausfallen (Roggen, Mais, Nacktweizen, Nackthafer und Nacktgerste). Die Aussaat von Getreide erfolgt in Mitteleuropa bei Sommergetreide im Frühling und bei Wintergetreide im Sommer. Alle Getreidekörner bestehen grob gesehen aus vier Teilen: der *Keimanlage* (das Nährgewebe des Korns), den äußeren Randschichten bzw. der *Frucht- und Samenschale,* der inneren Randschicht bzw. der *Aleuronschicht* sowie dem *Mehlkörper* (Innenkörper des Samens). Der Mehlkörper macht etwa 80 % des Gesamtgewichts des ganzen Korns aus und besteht vorwiegend aus Stärke. Besonders wertvoll sind die Randschichten (s. S. 24). Die Verwendungsmöglichkeiten von Getreide sind äußerst vielfältig: als Nahrungs- und Genussmittel (z. B. Brot, Brei, Kuchen, Kekse, Nudeln, Müsli, Keimlinge, Keimöle, Grassäfte, Kaffee-Ersatz, Tee, alkoholische Getränke), als Viehfutter, Einstreu, zur Bodenverbesserung und inzwischen leider auch für Biosprit.

Die Inhaltsstoffe und ihre Wirkungen

Getreide besitzt eine sehr ausgewogene Nährstoffzusammensetzung und eine hohe Nährstoffdichte. Alle Getreidesorten haben eine ähnliche Zusammensetzung an Inhaltsstoffen: Sie bestehen im Durchschnitt zu 13 % aus Wasser, zu ca. 60 % aus Kohlenhydraten, zu 9 % aus Ballaststoffen, zu 11 % aus Eiweiß, zu 4 % aus Fett und zu ca. 3 % aus Mineralstoffen, Spurenelementen und Vitaminen. *Getreide ist eine sehr wichtige Vitamin- und Mineralstoffquelle für uns, es liefert uns weltweit gerechnet sogar etwa 40 % des Bedarfs an Vitamin B1, Niacin und Eisen!* Es enthält vor allem sehr viele Vitamine der B-Gruppe, die als Coenzyme eine Schlüsselstellung im Zellstoffwechsel haben. Sie sind vor allem in den Randschichten und im Keim enthalten. Weiterhin liefert es u. a. viel Vitamin E und Folsäure sowie die Mineralstoffe Zink, Fluor, Magnesium, Kalium, Kupfer, Silizium, Mangan und Chrom. Das volle Korn ist zudem sehr reich an vielen sekundären Pflanzenstoffen. Die ernährungsphysiologisch wertvollsten Inhaltsstoffe sind vor allem in den äußeren Randschichten und im Keimling enthalten. Bei Auszugsmehlen werden diese wertvollen Randschichten vor der Vermahlung abgetrennt.

Die *Keimanlage* ist ganz besonders reich an essenziellen Aminosäuren, ungesättigten Fettsäuren, Vitaminen und Mineralstoffen.

Die *Frucht- und die Samenschale* ist reich an Ballaststoffen, Mineralien, Vitaminen und sekundären Pflanzenstoffen.

Die *Aleuronschicht* beherbergt hochwertiges Eiweiß und Fettsäuren (z. B. Linolsäure), Mineralien, Vitamine, Ballaststoffe und Enzyme.

Der *Mehlkörper* enthält vor allem Kohlenhydrate und Klebereiweiß und nur wenig Fett, Mineralstoffe und Vitamine.

Die wichtigsten Inhaltsstoffe von Dinkel, Gerste, Hafer, Hirse und Weizen im Überblick

Inhaltsstoffe		Dinkel bzw. Grünkern[1)	Gerste	Hafer	Hirse	Weizen
Nährwerte je 100 g	Kalorien	324	314	326	350	297
	Kohlenhydrate	63,2	63,3	55,7	68,8	59,5
	Fette	2,7	2,1	7,1	3,9	1,8
	Eiweiße	11,6	10,4	12,5	9,8	10,6
	Ballaststoffe	8,8	9,8	9,7	3,8	13,3
Vitamine in mg/100 g	B1	0,3	0,43	0,67	0,43	0,46
	B2	0,1	0,18	0,17	0,11	0,11
	B6	0,3	0,56	0,96	0,52	0,27
	E	0,3	0,6	0,8	0,4	1,4
	Niacin	1,5	4,8	2,4	1,8	5,1
in µg/100 g	Folsäure	50	65	33	20	87
Mineral- stoffe in mg/100 g	Eisen	4,2	2,8	5,8	6,9	3,3
	Kalzium	22	38	80	10	33
	Magnesium	130	114	129	123	97
	Natrium	3	18	8	3	8
	Phosphor	411	342	342	275	341
Spuren- elemente in µg/100 g	Fluor	*	120	95	50	*
	Jod	*	7	8	3	7
	Mangan	4400	1400	3000	1100	3100
	Zink	3700	2800	3200	2900	2600

Werte aus: *Die große GU Nährwert-Kalorien-Tabelle 2012/13*

* Es liegen keine Daten vor.

1) Es liegen in der o. g. Quelle nur Daten von Grünkern, dem in der Milchreife geernteten Dinkel, vor.

Bei *Getreidekeimlingen* (s. S. 98 f.) und *Getreidegras* (s. S. 105 f.) verändern sich die Inhaltsstoffe. Vor allem erhöht sich der Anteil an Wasser, Vitaminen, Mineralstoffen und Enzymen ganz enorm. Einige Vitamine entstehen auch neu (wie Vitamin C und D) und der Stärkeanteil und das Phytin werden abgebaut. Als Beispiel hier der Vergleich einiger Vitamine in 100 Gramm Weizenkörnern und in 100 Gramm (getrockneten) Weizenkeimen:

Vitamine:	A	E	B1	K	Folsäure
Weizenkörner:	3 µg	1,4 mg	0,46 mg	0–20 µg	87 µg
Weizenkeime:	10 µg	24,7 mg	2 mg	131 µg	520 µg

Werte aus: *Die große GU Nährwert-Kalorien-Tabelle 2012/13*

Bedeutung der wichtigsten Getreideinhaltsstoffe

Kohlenhydrate brauchen wir zur Energiegewinnung sowie zur Aufrechterhaltung der Körpertemperatur und aller Körperfunktionen. Sie sind zusammen mit den Fetten unsere effektivsten energieliefernden Nährstoffe. Unser Gehirn und bestimmte Nervenzellen können nur aus Kohlenhydraten Energie gewinnen. Die Kohlenhydrate im Getreide sind Mehrfachzucker, die im Körper langsamer und gleichmäßiger verbrannt werden als z. B. Haushaltszucker. Dadurch wird der Blutzuckerspiegel konstant gehalten und der Körper gleichmäßig mit Energie versorgt.

Ballaststoffe bestehen aus langkettigen Kohlenhydraten, die im Darm des Menschen nicht bzw. kaum abgebaut werden können. Sie sorgen u. a. für eine geregelte Verdauung, einen konstanten Blutzuckerspiegel, eine längere Sättigung und halten die Darmflora und die Zähne gesund (s. S. 33 f.).

Man unterscheidet unlösliche und lösliche Ballaststoffe, wobei beide wichtig sind. Jedes Getreide enthält unlösliche Ballaststoffe. Hafer und Gerste enthalten zusätzlich hochwirksame, quellfähige, wasserlösliche Ballaststoffe (Beta-Glucane). Diese können Giftstoffe, Blutfette und überschüssige Gallensäuren in Magen und Darm binden und wirken dadurch u. a. krebsvorbeugend, cholesterinspiegelsenkend und herzschützend. Die Deutsche Gesellschaft für Ernährung (DGE) empfiehlt, täglich mindestens 30 Gramm Ballaststoffe mit der Nahrung aufzunehmen, am besten zu 50 % aus Vollgetreide und zu 50 % aus Obst, Gemüse und Hülsenfrüchten.

Fette dienen zur Energiegewinnung, sind Träger fettlöslicher Vitamine und Geschmacksträger. Ungesättigte, essenzielle Fettsäuren aus pflanzlichen Ölen und Fetten (z. B. Linolsäure) sind lebensnotwendig, u. a. als Baustein für Zellmembranen, zur Regulation von Immun- und Entzündungsreaktionen, zur Blutgerinnung, für das Herz-Kreislauf-System und den Cholesterinstoffwechsel.

Eiweiße bzw. essenzielle Aminosäuren sind im Getreide in beachtlichen Mengen enthalten. Sie sind unentbehrlich (= essenziell) zum Aufbau von körpereigenem Eiweiß für die Zellerneuerung und -erhaltung. Getreide gehört zu unseren wichtigsten Eiweißquellen. Vor allem wenn es in Kombination mit anderen Eiweißträgern (z. B. Hülsenfrüchte, Nüsse, Samen, Ei) gegessen wird, erreicht das Getreideeiweiß eine sehr hohe biologische Wertigkeit. Die Getreidesorten Weizen, Dinkel, Roggen, Gerste und Hafer enthalten den Eiweißbestandteil *Gluten,* der für eine gute Backfähigkeit des Getreides wichtig ist. Menschen mit einer Glutenunverträglichkeit (Zöliakie, Sprue) müssen diese Getreide meiden (s. Kasten S. 28).

Das **Gluten** (= Klebereiweiß) besteht aus den Eiweißgruppen der *Gluteline* und *Gliadine,* die während des Backvorganges für die Festigkeit des Teigs sorgen. Das Klebereiweiß ist bei allen Getreidearten unterschiedlich zusammengesetzt, daher sind nicht alle Glutene gleichermaßen allergieauslösend. Das Weizengluten besteht aus *Glutenin* und *Gliadin,* wobei vor allem die Gliadine Auslöser für allergische Reaktionen und Unverträglichkeiten sind. Die Gluteline im Hafer *(Avenin)*, im Roggen *(Secalinin)* und in der Gerste *(Hordein)* lösen seltener Allergien aus, werden aber bei Zöliakie ebenfalls nicht vertragen. Zöliakie ist eine chronische Erkrankung des Dünndarms, bei der durch eine vollkommene Glutenunverträglichkeit die Darmzotten geschädigt werden, was zu schweren Störungen führen kann. Die Betroffenen müssen lebenslang alle glutenhaltigen Nahrungsmittel gänzlich meiden. Glutenfreie Getreide sind Hirse, Teff (s. S. 57), Mais und Reis sowie die Pseudogetreide Amaranth, Buchweizen und Quinoa.

Vitamine

Provitamin A bzw. Beta-Karotin (wird im Körper zu Vitamin A umgewandelt): Sehprozess, Haut, Schleimhäute, Wachstum, Immunsystem

Vitamin B1 (Thiamin): Reizübertragung und Regeneration von Nervenzellen, Kohlenhydratstoffwechsel, Schilddrüsenfunktion

Vitamin B2 (Riboflavin): Zellstoffwechsel, Energiegewinnung, Konzentrationsfähigkeit, Haut, Haare, Nägel

Vitamin B5 (Pantothensäure): Kohlenhydrat- und Fettstoffwechsel, Wachstum, Wundheilung, Immunsystem, Aufbau von Antistresshormonen

Vitamin B6 (Pyridoxin): Eiweißstoffwechsel, Haut, Nerven- und Immunsystem

Vitamin B7 (Biotin): Zellstoffwechsel, Haut, Haare, Nägel; Biotin gilt auch als das »Schönheitsvitamin«

Vitamin E: Zellerneuerung, Steuerung der Keimdrüsen, Immunsystem, schützt die Zellmembranen und hemmt entzündliche Prozesse, Oxidationsschutz (Radikalenfänger, Krebsschutz)

Vitamin K: Blutgerinnung, Knochenfestigkeit

Folsäure: Blutbildung, Zellteilungs- und Wachstumsprozesse (besonders während der Schwangerschaft wichtig)

Mineralstoffe und Spurenelemente

Eisen: Blutbildung, Immunsystem, Leistungsfähigkeit, Sauerstofftransport in Zellen

Kalium: Regulation der Gewebespannung, Muskel- und Nervenfunktion

Kalzium: Aufbau von Knochen und Zähnen, die Durchlässigkeit der Zellwände, normale Erregbarkeit von Muskeln und Nerven

Kieselsäure (Silizium): Gewebestabilisierung, Haare, Knochen, Nägel, Haut

Magnesium: Bestandteil von Enzymen, Reizübertragung in Muskulatur und Nervensystem

Natrium: Regulation von Gewebespannung, Säure-Basen-Verhältnis und Wasserhaushalt

Phosphor: Aufbau von Knochen und Zähnen, Bestandteil von Enzymen und Zellkernen

Fluor: Härtung des Zahnschmelzes, Kariesverhütung

Jod: Bildung der Schilddrüsenhormone, Zellwachstum

Kupfer: Blutbildung, Pigmentierung, Entzündungskontrolle, Bindegewebe

Mangan: Knochen, Knorpel, Bindegewebe, Synthese und Freisetzung von Insulin

Selen: Schilddrüsenstoffwechsel, Blutgerinnung, wirkt im Organismus als Antioxidans (Krebsschutz, Herz-, Kreislaufgesundheit)

Zink: Immunsystem, Entgiftung, Insulinproduktion, Wundheilung, Haut, Bestandteil von Enzymen

Sekundäre Pflanzenstoffe Getreide enthält in den Randschichten und im Keim viele verschiedene sogenannte sekundäre Pflanzenstoffe (z. B. Flavonoide, Saponine, Phytinsäure, Phytosterine, Protease-Inhibitoren, Lignane), die vielfältige positive Wirkungen auf unsere Gesundheit haben. Sie senken z. B. den Cholesterin- und Blutzuckerspiegel, wirken immunstärkend, krebshemmend, antimikrobiell, antioxidativ und entzündungshemmend. Die Lignane sind Phytoöstrogene (pflanzliche Hormone), die regulierend auf das Hormonsystem und hemmend auf hormonabhängige Krebsarten wirken. Sie sind den menschlichen Östrogenen ähnlich, wirken aber nur ein Tausendstel so stark wie diese.

Phytin bzw. Phytinsäure ist ein sekundärer Pflanzenstoff, der in den Randschichten des Getreides enthalten ist. Er besitzt neben den oben genannten gesundheitlichen Vorteilen auch einen Nachteil: Er bildet unlösliche und für unseren Verdauungstrakt nicht aufschließbare Komplexe mit verschiedenen Mineralstoffen (v. a. Kalzium, Zink und Magnesium). Dadurch können diese Mineralstoffe vom Körper schlechter ausgenutzt werden. Gleichzeitig ist in den Getreiderandschichten aber auch das Enzym *Phytase* enthalten, das in der Lage ist, Phytinsäure abzubauen bzw. zu deaktivieren. Das Enzym wird durch bestimmte Verarbeitungsschritte wie Sauerteigherstellung, Einweichen, Vorquellen, Kochen sowie beim Keimen aktiviert. Nach einer Einweichzeit von zehn bis zwölf Stunden ist z. B. bei Schrot das Phytin fast vollkommen abgebaut. Daher sollte Getreide möglichst immer vor der Zubereitung eingeweicht werden. Trotz des Phytins sind Vollwertköstler übrigens sehr gut mit Mineralstoffen versorgt, weil Vollkornprodukte wesentlich mehr Mineralstoffe liefern als Ausmahlprodukte.

Die Kraft des vollen Korns

Das volle Getreidekorn ist mit seiner hohen Nährstoffdichte und dem geringen Wasseranteil eine natürliche Konserve an Nähr- und Vitalstoffen. Es ist ein richtiges kleines »Kraftpaket« der Natur, das alles Nötige beherbergt, damit ein neues Getreidepflänzchen entstehen kann. Unbeschädigte Samenkörner jeder Art können unter sehr günstigen Umständen ihre Keimfähigkeit über Tausende von Jahren bewahren und wunderbarerweise noch neues Leben hervorbringen. Auch Getreidekörner bewahren ihre Keimfähigkeit und ihre wertvollen Inhaltsstoffe über sehr lange Zeit, sofern die Körner trocken, kühl und dunkel gelagert und nicht beschädigt werden. Für unsere Gesundheit ist Getreide am wertvollsten, wenn es noch »lebendig« bzw. keimfähig ist und so naturbelassen wie möglich erhalten bleibt. Bei ausgemahlenem Mehl (Auszugsmehl, Weißmehl) wird nur der Mehlkörper verwendet und die wertvollen Ballaststoffe, Vitamine, Mineralien, Fette und Eiweiße des Keims sowie der Randschichten gehen verloren (= 20 % vom gesamten Korngewicht). Auszugsmehl ist dadurch zwar länger haltbar und besser zu verarbeiten, aber für unsere Gesundheit relativ wertlos. Solches Mehl besteht nur noch aus dem Mehlkörper, der uns zwar durch die Kohlenhydrate Brennstoff liefert, aber ansonsten wenig zu bieten hat. Denn je nach Ausmahlgrad (s. Kasten S. 35) sind die Vitamin- und Mineralstoffverluste im Vergleich zum Vollkorn beträchtlich (ca. 50–100 %). Auch der Ballaststoffverlust ist hoch: Vollkornbrot und -nudeln enthalten im Vergleich zu den hellen Varianten mehr als doppelt so viele Ballaststoffe! Durch die starke Verarbeitung ist aus einem vollwertigen Nahrungsmittel mit Lebenskraft ein totes Industrieprodukt geworden, das sogar allerlei gesundheitlichen Schaden anrichten kann: Nach dem Verzehr von Weißbrot steigt z. B. der Blutzuckerspiegel viel schneller an als nach dem Verzehr von Vollkornbrot. Ein Mangel an Ballaststoffen fördert außerdem Krankheiten wie Karies, Krebs, Fettsucht sowie Herz-Kreislauf- und Gefäßerkrankungen. Einige Wissenschaftler (z. B. *Kollath* und *Bernásek*) konnten schon vor vielen Jahren nachweisen, dass bei Tieren eine Kost mit isolierten Nahrungsmitteln (wie Weißmehl, Stärke, Zucker) trotz zugesetzter Vitamine und Mineralstoffe in der richtigen Menge zu den gleichen Degenerationserscheinungen führt, wie sie unsere heutigen Zivilisationskrankheiten zeigen (z. B. Karies, Muskel- und Skelettveränderungen, Herzstörungen, Grauer Star, Leberprobleme). Raffinierte Kohlenhydrate wie Weißmehlprodukte und Zucker sind daher immer nur als Genussmittel zu betrachten und sollten am besten nur selten und in kleinen Mengen gegessen werden. Der von dem Arzt und Ernährungsforscher *Prof. Werner Kollath (1892–1970)* begründete wichtige Grundsatz der Vollwertkost: *»Lass deine Nahrung so natürlich wie möglich«*, beruht auf der Erkenntnis, dass ein Nahrungsmittel umso weniger gesundheitsfördernde Vitalstoffe enthält, je stärker es verarbeitet ist. Eine Empfehlung der Vollwertbefürworter ist deshalb auch der tägliche Frischkornbrei (s. S. 95 f.) aus zwei bis drei Esslöffeln rohem, geschrotetem und eingeweichtem Getreide oder aus Getreidekeimlingen mit diversen Zutaten (wie frischem Obst, Nüssen und Sahne). Vollkorngetreide ist nicht nur sehr reich an gesundheitsfördernden Vitaminen, Mineralien, sekundären Pflanzenstoffen, Eiweiß und ungesättigten Fettsäuren, sondern vor allem auch eine sehr wichtige Quelle, um unseren Bedarf an Ballaststoffen zu decken. Diese sind keineswegs »Ballast« bzw. unnütz, wie man lange Zeit glaubte, sondern ganz wichtige Nahrungsbestandteile, ohne die wir nicht gesund bleiben können. Noch bis vor 100 Jahren verzehrten die Menschen fast nur Vollkornprodukte und nahmen dadurch etwa 100 Gramm Ballaststoffe pro Tag auf; heute kommen wir im Durchschnitt nur noch auf 20 Gramm.

Die positiven Wirkungen von Ballaststoffen auf die Gesundheit

- Sie regen das Kauen an und halten die Zähne gesund.
- Sie sorgen dafür, dass die Stärke langsam gespalten wird und die Kohlenhydrate allmählich ins Blut übergehen (Diabetesprophylaxe).

- Sie binden Giftstoffe im Darm und halten so die Darmflora gesund.
- Sie sorgen für eine geregelte Verdauung (schnellere Darmpassage).
- Sie reduzieren Übergewicht durch schnellere Sättigung.
- Sie senken hohe Blutfett-, Cholesterin- und Östrogenwerte.
- Sie senken das Risiko für Allergien, Darmkrankheiten, Diabetes Typ 2, Krebs und koronare Herzkrankheiten.

Einkauf, Lagerung und Haltbarkeit von Getreide

Achten Sie beim Einkauf von Getreidekörnern wenn möglich auf *Bioqualität*. Dabei ist die Schadstoffbelastung am niedrigsten und die Keimfähigkeit am höchsten, vor allem weil keine chemischen Pflanzenschutz- oder Düngemittel verwendet werden. Entscheidend für den (Voll-)Wert von Getreide ist auch der Frischegrad bzw. die Art und Dauer der Lagerung. Ganze Getreidekörner sind eine natürliche Konserve und bei *trockener, luftiger, kühler und dunkler Lagerung* theoretisch (sofern nicht Vorratsschädlinge ihr Unwesen treiben) jahrelang haltbar. Die beste Lagerungsmethode von Getreidekörnern (vor allem bei größeren Mengen) ist in Jutesäckchen, da diese einen Luftaustausch ermöglichen, denn Getreide lebt und will »atmen«. Aber auch in der Originalverpackung, die zumeist aus luftdurchlässigem Material besteht, ist es gut aufgehoben. Feuchtigkeit, Hitze und Sonnenlicht sind bei der Lagerung unbedingt zu vermeiden, außerdem müssen die Getreidevorräte Schädlingen (wie z. B. Mehlmotten) unzugänglich gemacht werden (Packungen gut verschließen!). Am besten kauft man ganze Körner, denn sobald das Getreide zu Mehl verarbeitet ist, beginnen sofort durch die Einwirkung von Sauerstoff aus der Luft Oxidationsprozesse, die zum Verlust von Inhaltsstoffen führen. Vor allem die wertvollen Fettsäuren in Vollkornmehl werden dann schnell ranzig. Das Mehl bekommt dadurch nicht nur einen bitteren Geschmack, sondern wird auch gesundheitsschädlich. Mehl sollte deshalb immer recht schnell verbraucht werden (innerhalb von wenigen Monaten). Ideal ist es, wenn das Getreide immer erst kurz vor dem Verarbeiten gemahlen bzw. geschrotet wird. Die Anschaffung einer Kornmühle lohnt sich auf jeden Fall (und es macht übrigens sogar richtig Spaß, sich frisches Mehl oder Schrot selbst herzustellen), aber man kann sich das Getreide auch im Bioladen frisch mahlen lassen. Wenn fertiges Mehl gekauft wird, ist *Vollkornmehl* am besten. Bei diesem sind mindestens 90 % Vollkorn im Mehlanteil (s. Kasten unten). Achtung: Dunkles Brot ist nicht automatisch auch Vollkornbrot, oft ist es nur normales Mischbrot, das mit Gerstenmalzsirup, Melasse oder Zuckerkulör dunkel gefärbt wurde.

Je höher die Typenzahl eines Mehls, desto vollwertiger ist es. Die Typenbezeichnung der Mehlsorte gibt den durchschnittlichen Mineralstoffgehalt in Milligramm pro 100 Gramm Mehl nach dem Ausmahlen an. Ein Weizenmehl der Type 405 enthält also pro 100 Gramm Mehl durchschnittlich nur 0,4 Gramm Mineralien, bei Type 1200 sind es schon 1,2 Gramm. Bei Vollkornmehl gibt es kaum Ausmahlverluste, hier müssen mindestens 90 % Vollkorn im Mehlanteil sein; es bleibt also der ursprüngliche Mineralgehalt des ganzen Korns erhalten.

Wie viel Getreide sollte unsere Ernährung enthalten?

Getreide bildet zusammen mit Obst und Gemüse (einschließlich Kartoffeln und Hülsenfrüchten) die Basis unserer Ernährung und steht in der Regel täglich auf dem Speiseplan. Der Obst- und Gemüseanteil sollte jedoch deutlich größer sein als der Getreideanteil. Die DGE empfiehlt täglich drei Portionen Gemüse (insgesamt ca. 400 g), zwei bis drei Portionen Obst (insgesamt ca. 300 g) und etwa 250 Gramm Kartoffeln. Das ergibt zusammen ungefähr ein Kilogramm Obst und Gemüse. Die Hälfte davon sollte am besten als Rohkost gegessen werden. Die empfohlene Getreidemenge (Brot, Nudeln, Müsli usw.) liegt insgesamt bei 200 bis 300 Gramm pro Tag. Wir sind übrigens immer noch genetisch an die Ernährungsweise zur Zeit der Jäger und Sammler angepasst, da dies entwicklungsgeschichtlich mit 2,5 Millionen Jahren bisher die längste Periode in der Menschheitsgeschichte war. Diese Kost bestand zu 60–80 % aus pflanzlicher Nahrung (Früchte, Wildgemüse, Wurzeln, Nüsse), enthielt kaum Getreide sowie keinerlei Milchprodukte. Getreide wird erst seit etwa 11 000 Jahren in größeren Mengen gegessen und Milchprodukte in Mitteleuropa sogar erst seit ca. 7000 Jahren. Dies ist eine zu kurze Zeit für eine vollständige genetische Anpassung und könnte ein Grund dafür sein, warum viele Menschen mit Unverträglichkeiten oder Allergien auf Milch und Getreideprodukte reagieren. Bei Allergien oder Unverträglichkeiten versteht es sich von selbst, die entsprechenden Nahrungsmittel zu meiden bzw. vorsichtig damit zu sein. Doch es gibt auch einige andere Erkrankungen, bei denen es empfehlenswert ist, Getreide und vor allem Milchprodukte einige Tage lang nur in sehr geringem Maß oder gar nicht zu verzehren. Das betrifft vor allem Infekte und Atemwegserkrankungen, die mit Verschleimung einhergehen (wie Husten, Schnupfen, Heuschnupfen, Nebenhöhlen- und Mittelohrentzündungen). In diesen Fällen ist von Milch und Milchprodukten ganz abzuraten, denn sie wirken stark verschleimend. Aber auch Getreideprodukte wie Brot, Nudeln und Müsli sowie Nüsse wirken leicht schleimbildend und sollten in dem Fall einige Tage gar nicht oder nur in sehr geringen Mengen gegessen werden. Denn in Ausscheidungsphasen, die sich u. a. durch Verschleimung äußern können, benötigt der Körper hauptsächlich weniger konzentrierte, wasserreiche und basenbildende Nahrung wie Obst, Gemüse, Salate, Keimlinge und Grassäfte. Trotz der vielen positiven Wirkungen von Getreide sollte also sein Anteil an unserer Nahrung nicht auf Kosten des Obst- und Gemüseanteils erhöht werden, denn es kommt weniger auf die Menge als auf die Vollwertqualität und die Zubereitungsart der Getreideprodukte an (siehe vorheriges Kapitel sowie Rezeptteil).

Hafer – aufbauend und stoffwechsel-regulierend

Geschichtliches und Aktuelles

Der Hafer ist im Gegensatz zu Gerste, Hirse und Weizen ein eher »junges« Getreide. Als sekundäre Kulturpflanze verbreitete er sich zunächst uner-wünscht als Unkraut auf Weizen- und Gerstenfeldern und wurde zum ers-ten Mal vor etwa 7000 Jahren in Westasien und Osteuropa kultiviert. Hafer war die beliebteste Getreidesorte der alten Germanen. Sie wurden deshalb von den Römern verächtlich als »Haferfresser« bezeichnet, denn die Römer schätzten den Hafer nicht besonders, für sie war er nur Unkraut und Viehfut-ter. Doch die Ärzte im alten Griechenland hatten den Hafer schon als Volks-medizin entdeckt. Sie gaben Kranken Haferbrei gegen Durchfall und Hus-ten und machten Umschläge mit Haferstroh und Haferbrei. Die heilkundige Äbtissin *Hildegard von Bingen (1098–1179)* lobte den Hafer, da er ein *»fröh-liches Gemüt«, »reine, helle Aufgeschlossenheit«, »schöne Haut«* und *»kernig gesundes Fleisch«* fördere. Auch *Paracelsus (1493–1541)* lobte den Hafer als ein hervorragendes Nahrungsmittel. Bis ins Mittelalter hinein war Hafer das Hauptgetreide in Mittel- und Nordeuropa und Haferbier war damals ein be-liebtes Getränk. Ab dem 18. Jahrhundert wurde der Hafer zunehmend von den Brotgetreiden Weizen und Roggen sowie von der Kartoffel verdrängt, war aber trotzdem (nach Roggen) in Deutschland bis ins 20. Jahrhundert hi-nein die wichtigste Getreideart. Die frühere Bedeutung des Hafers erkennt man auch daran, dass er in vielen deutschen Familiennamen vorkommt

4 Früher galt der Hafer als das Getreide der armen Leute.

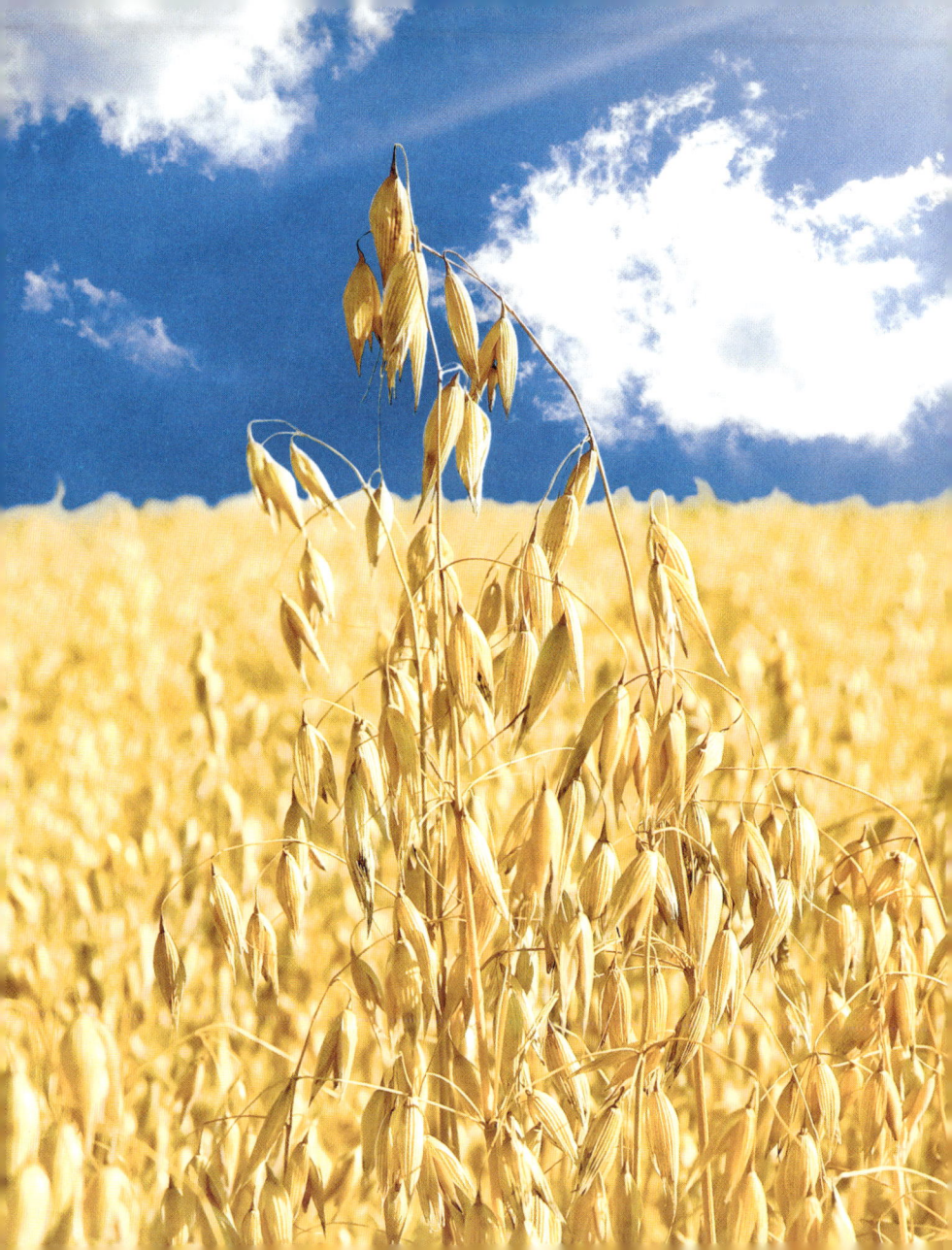

(z. B. Haberkorn, Haberland). Vor allem für arme Arbeiterfamilien waren Hafergrütze oder Haferbrei früher eine häufige Mahlzeit, die nicht nur zum Frühstück gegessen wurde, denn Hafer war ein billiges Getreide. In Großbritannien wird heute noch der aus Schottland stammende *Porridge* (Haferbrei) als traditionelles warmes Frühstück verzehrt. Der Pfarrer und Hydrotherapeut *Sebastian Kneipp (1821–1897)* setzte sich in seinen Schriften dafür ein, dass die Leute wieder mehr Hafer essen sollten. Er empfahl außerdem einen Abendtee aus grünem Hafer bei Nervosität und Schlafstörungen sowie Haferstrohbäder bei Gicht und Nierenleiden. Für den Arzt und Ernährungsreformer *Bircher-Benner (1867–1939)* waren Haferflocken eine wichtige Zutat für sein noch heute beliebtes *Bircher-Müsli.* Hafer ist in der Tat ein besonders vielseitiges Heil- und Diätmittel und regelrechte »Kraftnahrung« für Mensch und Tier – und sogar als Heilpflanze anerkannt. Trotzdem wird in Deutschland heute nur ein sehr geringer Teil der gesamten Haferernte für die menschliche Ernährung genutzt und zu Haferflocken, -mehl und -grütze verarbeitet. Der überwiegende Teil wird als Viehfutter verwendet.

Botanik und Verwendung

Der *Saathafer,* auch *Gemeiner Hafer* oder *Echter Hafer (Avena sativa),* gehört zur Familie der Süßgräser und ist eine von rund 30 Haferarten. Er bevorzugt ein gemäßigtes, eher kühles Klima mit hohen Niederschlägen und stellt geringe Ansprüche an den Boden. Sein Anbau findet in den Mittelgebirgen, im Alpenvorland und in den Küstenregionen statt. Die Haferpflanze ist einjährig, wird etwa einen Meter hoch, wurzelt sehr tief und besitzt einen aufrechten, hohlen Halm mit langen, schmalen, sattgrünen Blättern. Die Blüten und später die spindelförmigen Körner sind locker in einer 15–20 Zentimeter langen, verzweigten Rispe angeordnet. Hafer ist ein Spelzgetreide. Die Körner müssen vor der Verwendung durch Dreschen von den unverdaulichen Spelzen befreit werden, mit denen sie aber nicht fest verwachsen sind. Daher bleiben die Vitamine und Mineralien der äußeren Kornschicht nach dem Entspelzen erhalten, sofern dies vorsichtig geschieht und nicht die Randschichten des Korns verletzt werden. Eine spelzfreie Züchtung ist der Nackthafer. Dieser ist vollwertiger, hat aber wirtschaftlich kaum Bedeutung. Er ist ideal für die Vollwerternährung und eignet sich vor allem auch für Frischkornbrei und zur Zucht von Keimlingen. Vom Hafer können außer der Wurzel alle Pflanzenteile verwendet werden:

- die grünen, kurz vor der Vollblüte geernteten oberirdischen Teile der ganzen Pflanze, das *Haferkraut (Avenae herba)*
- die reifen, getrockneten *Haferfrüchte (Avenae fructus)*
- die getrockneten, gedroschenen Laubblätter und Stängel: das *Haferstroh (Avenae stramentum).*

In Form von ganzen geschälten Haferkörnern, Haferschrot und Haferflocken (= geschälte und unter heißem Dampf zu Flocken ausgewälzte Haferkörner) findet er Verwendung in Frischkornbrei, Suppen, Schleimspeisen, Körnerspeisen, Aufläufen und Gebäck. Inzwischen gibt es auch Hafermilch als leckeren und bekömmlichen Kuhmilchersatz (s. Kasten S. 130). In geringem Umfang wird auch Haferbier hergestellt, ein erfrischend schmeckendes vergorenes Getränk aus Hafer- und Gerstenmalz, Hefe und Hopfen. Auch Whisky kann aus Hafer hergestellt werden. Für Heilzwecke und Kosmetik werden

41

grünes Haferkraut (als Tee, Tinktur, Frischpflanzensaft oder Pulver) sowie Haferstroh, Haferkleie und Hafermehl verwendet. Da Hafer nur sehr wenig Klebereiweiß enthält, eignet er sich nicht als Hauptgetreide beim Brotbacken, aber Brote bleiben unter Verwendung von etwas Hafermehl länger frisch.

Wissenswertes und Kurioses

»Dich sticht wohl der Hafer!«, sagen wir manchmal, wenn sich jemand zu übermütig und keck verhält. Die Redewendung kommt von der Beobachtung, dass Pferde besonders wild und unruhig werden, wenn sie viel Hafer gefressen haben. Dafür ist wohl vor allem die leistungssteigernde und munter machende Wirkung des Hafers verantwortlich, aber auch der Umstand, dass Pferde, die zu viel ungedroschenen Hafer gefressen haben, von den unverdaulichen Spelzen Verdauungsprobleme bekommen bzw. von diesen »gepiekst« werden. Nach anthroposophischer Lehre gehört der Hafer zum Element *Feuer* und wird dem Temperament des Cholerikers zugeordnet (den ja auch ab und zu mal »der Hafer sticht«). Er gibt Kraft und Mut und aktiviert. Auch nach der chinesischen 5-Elemente-Lehre wirkt Hafer (besonders geröstet) *warm, aktivierend* und kann *Stagnationen lösen.*

Die Inhaltsstoffe und ihre Wirkungen

Hafer nimmt bezüglich seiner Inhaltsstoffe eindeutig eine Spitzenposition unter den Getreiden ein: Er ist das eiweiß-, fett-, vitamin- und mineralstoffreichste Getreide und enthält am meisten essenzielle Aminosäuren Linolsäure. Die Besonderheiten des Hafers sind:

- Er enthält *56 % besonders leicht verdauliche Kohlenhydrate mit fruktose-ähnlichen Zuckerstoffen, die ohne Mitwirkung von Insulin verarbeitet werden können.* Die Haferkur nach Prof. Noorden wird bei Diabetes Typ 2 eingesetzt, um wirksam den Blutzuckerspiegel zu senken. Nach der zweitägigen Kur (s. S. 49) benötigen die Patienten noch vier Wochen lang deutlich weniger Insulin (bis zu 50 % weniger!).

- Mit *ca. 7 % Fett* ist Hafer drei- bis viermal fetthaltiger als andere Getreidearten. Das Haferfett ist sehr hochwertig, es besteht zu etwa 70 % aus den gesundheitlich wertvollen ungesättigten Fettsäuren mit einem hohen Anteil an der essenziellen, mehrfach ungesättigten *Linolsäure.* In 100 Gramm Hafer ist etwa so viel Linolsäure enthalten wie in 100 Milliliter Vollmilch, d. h. ca. ein Drittel unseres Tagesbedarfs an essenziellen Fettsäuren.

- Weiterhin trumpft Hafer mit *etwa 12 % hochwertigem Eiweiß einer sehr günstigen Aminosäuren-Zusammensetzung* auf. Mit 100 Gramm Hafer können wir den gesamten Tagesbedarf an sechs der acht essenziellen Aminosäuren decken. Reichlich enthalten ist die *Aminosäure Tryptophan.* Sie hat eine stimmungsaufhellende Wirkung, weil der Körper aus ihr das »Glückshormon« Serotonin herstellen kann. Die *Aminosäure L-Arginin* ist mitverantwortlich für den cholesterinspiegel- und blutdrucksenkenden Effekt des Hafers. Sie wirkt u. a. antioxidativ, entzündungshemmend und schützt vor Gefäßkrankheiten.

- Der *hohe Ballaststoffanteil (ca. 10 %)* besteht zu gleichen Teilen aus wasserlöslichen Schleimstoffen (Beta-Glucanen) und unlöslichen Ballaststoffen (Faserstoffe). Die sehr quellfähigen, wasserlöslichen Ballaststoffe sind hochwirksam, da sie Giftstoffe, Blutfette und überschüssige Gallensäuren im Verdauungstrakt binden. Sie helfen dadurch u. a. bei Durchfall, schützen die Darmwand vor Reizungen, wirken krebsvorbeugend und können einen zu hohen Cholesterinspiegel senken. Studien zufolge kann Hafer ebenso wirksam sein wie chemische Cholesterinsenker – und das ganz ohne Nebenwirkungen!

- Hafer hat *von allen Getreidesorten den höchsten Gehalt an Vitamin B1, B6, Biotin, Vitamin K,* dazu *viel Vitamin E und B2.* Mit 100 Gramm Hafer decken wir fast unseren gesamten Tagesbedarf an Vitamin B6 und K sowie etwa die Hälfte unseres Tagesbedarfs an Vitamin B1 und Biotin.

- Auch bei den *Mineralstoffen* steht der Hafer ganz oben: Er hat *den höchsten Kalzium- und Jodgehalt sowie (mit Dinkel zusammen) den höchsten Magnesiumgehalt* unter den Getreiden (die Pseudogetreide Amaranth und Quinoa nicht mit eingerechnet). Auch der Gehalt an *Zink und Mangan* ist sehr hoch und wird nur vom Dinkel übertroffen. Hafer enthält 80 Milligramm Kalzium pro 100 Gramm Körner, das ist zwei- bis achtmal so viel wie bei anderen Getreidearten. Mit 100 Gramm Haferflocken könnten wir unseren gesamten Tagesbedarf an Mangan, die Hälfte des Tagesbedarfs an Zink sowie ein Drittel des Tagesbedarfs an Magnesium decken. Reichlich enthalten sind außerdem Kieselsäure (ca. 400 µg pro 100 g), Eisen, Phosphor, Kupfer, Selen und Fluor.

- Außerdem enthält Hafer sehr viele *sekundäre Pflanzenstoffe* (Flavonoide, Saponine, Phenolsäuren, Phytosterine, Phytin, Tocotrienole, Phytoöstrogene), die u. a. krebshemmend und blutzucker- und cholesterinspiegelsenkend wirken.

Positive Wirkungen auf die Gesundheit

Bei all diesen gesunden Inhaltsstoffen ist es kein Wunder, dass Hafer *die* Heilpflanze unter den Getreiden ist und sehr beliebt als Diät- und Kräftigungsmittel sowie als leicht verdauliche Kinder- und Krankenkost. Auch für Allergiker ist Hafer wegen seines geringen Glutengehaltes meist sehr gut verträglich. Bei Zöliakie wird er sicherheitshalber trotzdem nicht empfohlen, da der Hafer bei Ernte und Verarbeitung oft mit anderem, glutenhaltigem Getreide in Kontakt kommt. Hafer hilft vor allem bei

- Anämie (Blutarmut)
- Arterienverkalkung
- Bindegewebsschwäche
- hohem Blutdruck und hohem Cholesterinspiegel
- Depressionen
- Diabetes mellitus (blutzuckersenkend)
- Hauterkrankungen
- Konzentrations- und Leistungsschwäche
- Krebs (vorbeugend)
- Magen- und Darmbeschwerden
- Leber-, Galle-, Milz- und Bauchspeicheldrüsenproblemen
- nervösen Erschöpfungszuständen und Schlaflosigkeit
- Nierengrieß
- Rheuma und Gicht
- Schwächezuständen und während der Rekonvaleszenz.

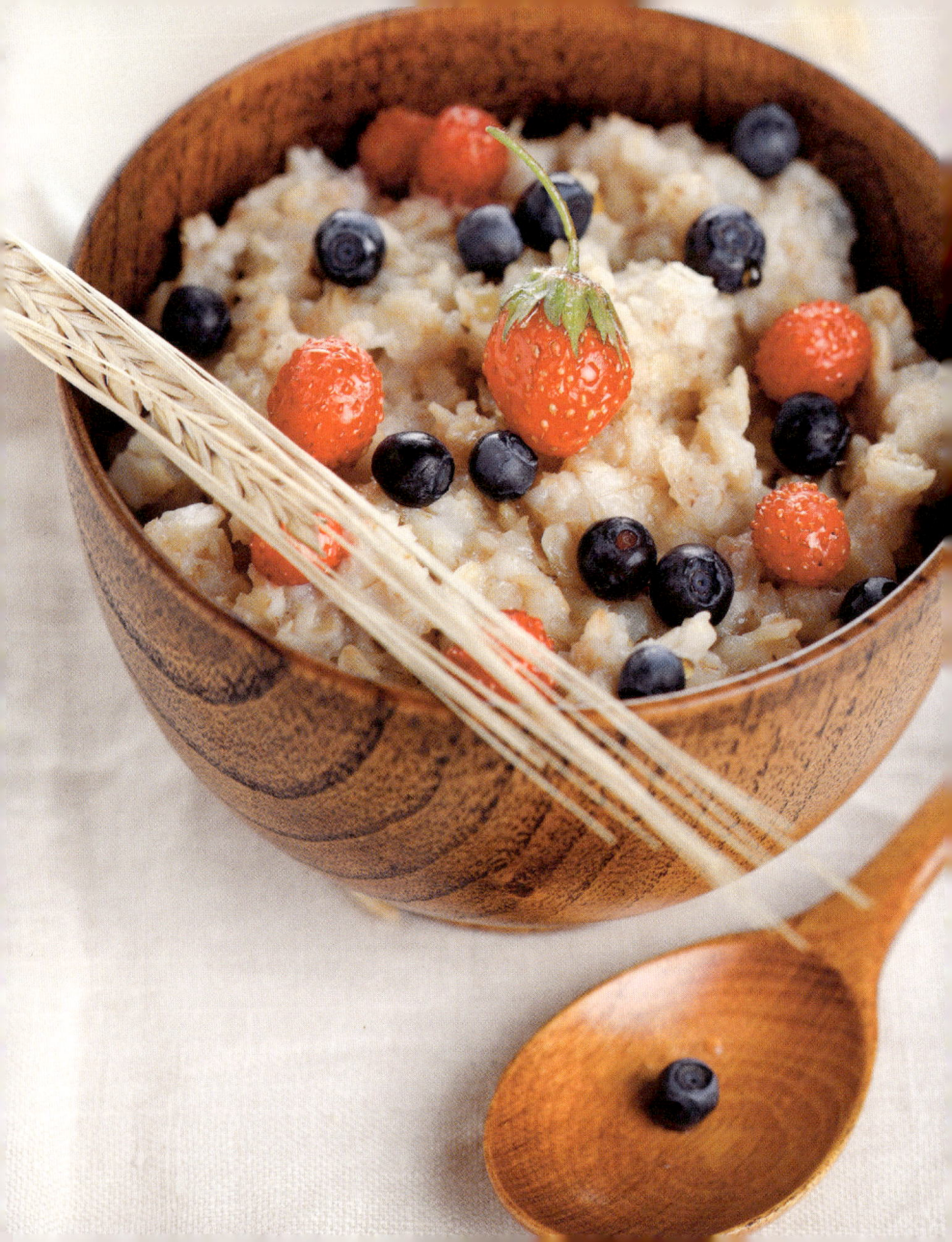

Heilrezepte und Anwendungen

Haferschleimsuppe bei Magen- und Darmproblemen

Die klassische Haferschleimsuppe hilft bei Übelkeit, Bauchschmerzen, Magenschleimhautentzündung, Durchfall, Entzündungen der Mundschleimhaut oder der Speiseröhre und ist ideal als Kinder- und Krankenkost. *Zubereitung:* 20 g feine Haferflocken werden in 250 ml Wasser kurz gekocht und ganz leicht gesalzen. *Wichtig:* Haferschleimsuppen müssen immer ganz frisch zubereitet werden, da die wertvollen Schleimstoffe durch ein im Hafer enthaltenes Enzym schnell abgebaut werden!

Haferbrei (Porridge) für Magen, Darm, Leber, Galle, Nieren, Nerven

Für diesen leicht verdaulichen und wohltuenden Brei werden am besten Vollkorn-Haferflocken in Bioqualität verwendet. Instant-Haferflocken ohne Keim sind nicht zu empfehlen.
Zubereitung: Pro Person 60 g Haferflocken in 150 ml Wasser oder Milch zum Kochen bringen und bei geringer Hitze 10 Min. köcheln. Eine Prise Salz zugeben und häufig umrühren. Nach Bedarf mit etwas Zimt, Honig, Butter, Sahne, Milch oder Fruchtsaft verfeinern.

Haferschrotbrei (Hafergrütze)

Hafergrütze schmeckt etwas herzhafter als Porridge, ist ebenfalls sehr leicht verdaulich und eignet sich sehr gut als Frühstücksbrei.

*5 Getreidebrei zum Frühstück:
gesund, nahrhaft und köstlich.*

Zubereitung: Pro Person 2–3 EL ganze Haferkörner (Nackt- oder Sprießkornhafer) grob vermahlen bzw. schroten und mit 250 ml kochendem Wasser übergießen, umrühren und etwa 15 Min. quellen lassen. Alternativ kann der Brei auch 10 Min. geköchelt werden. Für ein leckeres Frühstück nach Geschmack z. B. etwas Sahne, Milch bzw. Getreidemilch, Obst (z. B. geriebenen Apfel), Rosinen, Zimt, Honig oder Kokosraspel zufügen.

Haferkleie oder Haferflocken bei erhöhtem Cholesterinspiegel

50 g Haferkleie (ersatzweise 120–140 g Haferflocken) täglich als mehrwöchige Kur können bei gleichzeitig kalorien- und cholesterinarmer Ernährung den Cholesterinspiegel senken und so einer Arterienverkalkung entgegenwirken (Haferkleie ist dabei wirksamer als Weizenkleie). Die im Handel erhältliche Haferkleie ins Porridge oder Müsli geben und beim Backen und Braten untermengen (Rezept für Haferkleie-Muffins s. S. 163). Lösliche Kleie kann einfach in Saft eingerührt getrunken werden. *Wichtig:* Bei der Anwendung von Kleie unbedingt auf eine reichliche Flüssigkeitszufuhr achten, da es sonst zu starken Verstopfungen, im schlimmsten Fall sogar zu einem lebensbedrohlichen Darmverschluss kommen kann!

Kleie besteht aus den Rückständen von Schale und Keimling, die bei der Getreideverarbeitung nach Absieben des Mehls zurückbleiben. Dies sind hauptsächlich Ballaststoffe sowie quellfähige und schleimbildende Bestandteile, die dafür sorgen, dass der Blutzuckeranstieg nach Stärkeaufnahme verzögert wird. In der Kleie sind aber nicht nur nützliche Ballaststoffe, Vitamine und Mineralien konzentriert, sondern auch unerwünschte Inhaltsstoffe wie Pestizide, Schimmelpilze und Schwermetalle. Daher ist es besser, biologisch angebaute Kleie zu verwenden. Auch Phytin (s. Kasten S. 30 f.) ist in der Kleie konzentriert. Von konventioneller Weizenkleie sollten wegen möglicher Schwermetallbelastung maximal 30 Gramm pro Tag verzehrt werden. Außerdem können isolierte Ballaststoffpräparate eine erhöhte Gasbildung im Darm verursachen. Verwenden Sie Kleie nur kurmäßig, da es sich hierbei letztlich um ein isoliertes Präparat handelt und nicht um ein vollwertiges Lebensmittel.

Haferkur für Diabetiker bei Diabetes und zum Abnehmen

Bei dieser Spezialdiät nach *Prof. Carl von Noorden* ernähren sich die Patienten ein bis zwei Tage pro Monat nur von Hafer, Wasser und Kräutertee. Diese Kur hilft auch Menschen ohne Diabetes beim Abnehmen, da der Hafer den Heißhunger reduziert.

Anwendung: Der Hafer (in Form von Vollkorn-Haferflocken mit Keim oder geschrotetem Nackthafer, pro Tag insgesamt 150–200 g) wird morgens 10 Min. in heißem Wasser gekocht und mit Mandeln und Zimt serviert, mittags und abends wird er in Gemüsebrühe gekocht und mit Kräutern verfeinert (z. B. mit Schnittlauch). *Wichtig:* Diabetiker müssen eine geplante Haferkur unbedingt vorher mit dem Hausarzt absprechen!

Grüner Haferkrauttee zur Blutreinigung, Entsäuerung
und Beruhigung

Haferkraut *(Avenae herba)* wirkt beruhigend, stärkend, entschlackend, blut-
reinigend, harntreibend und kann einen zu hohen Harnsäure- und Cholesterinspiegel senken. Es wird eingesetzt bei Nervenschwäche, Schlaflosigkeit,
Angst-, Spannungs- und Erregungszuständen (auch bei Säuglingen) sowie
bei der Nikotinentwöhnung, außerdem zur Durchspülung bei Nieren- und
Blasenleiden, bei Bindegewebsschwäche, Bandscheibenproblemen, Herz-
Kreislauf-Beschwerden, Rheumatismus und Gicht.
Anwendung: 1 gehäufter EL grünes Haferkraut (aus Apotheke oder Kräuter-
haus) mit 250 ml kochendem Wasser übergießen und bedeckt 10 Min. ziehen lassen, dann abseihen. 2- bis 3-mal täglich eine Tasse frisch zuberei-
teten ungesüßten (oder nur schwach mit Honig gesüßten) Tee trinken. Bei
Schlafstörungen kann Haferkraut zu gleichen Teilen mit Hopfen- und Ho-
lunderblüten sowie Melissenblättern gemischt werden. Zur *Entsäuerung
und Entschlackung* sind Mischungen mit Schachtelhalm, Brennnessel und
Löwenzahn geeignet.

Haferstrohtee bei Blasen- und Nierenleiden
sowie Nervenschwäche

Haferstroh *(Avenae stramentum)* wirkt durch seinen hohen Gehalt an lös-
licher Kieselsäure und Mineralstoffen entzündungshemmend, zusammen-
ziehend und juckreizlindernd. Es wird vorwiegend für Bäder und Umschläge
(s. S. 51 f.) verwendet, man kann aber auch Tee daraus zubereiten, der haupt-

sächlich bei Blasen- und Nierenleiden, Nervenschwäche und zur allgemeinen Kräftigung eingesetzt wird.

Anwendung: Wie bei Grünem Haferkrauttee (s. S. 50).

Hafertinktur bei Schlaflosigkeit und Erschöpfung

Die Hafertinktur (Avena sativa Urtinktur, erhältlich in Apotheken) wirkt hauptsächlich beruhigend und wird eingesetzt bei allgemeinen Erschöpfungszuständen, Folgen von Stress und geistiger Überarbeitung, bei Schlaflosigkeit und nächtlicher Unruhe, Konzentrationsstörungen, depressiven Verstimmungen und bei der Nikotinentwöhnung.

Anwendung: 3-mal täglich 15 Tropfen in (heißem) Wasser. Bei Schlaflosigkeit abends vor dem Zubettgehen 20 Tropfen. Auch das homöopathische Medikament Avena sativa (D4–D6) kann bei den gleichen Beschwerden eingesetzt werden (3-mal täglich 5 Tropfen, bei Schlaflosigkeit abends 15 Tropfen vor dem Schlafengehen). *Wichtig:* Bleibt eine Besserung auch nach vier Wochen aus, sollte ein Arzt aufgesucht werden.

Haferstrohbäder und -umschläge gegen Hautentzündungen, Rheuma, Gicht, Nervosität, Schlafstörungen und bei kalten Füßen

Haferstrohbäder und -umschläge helfen bei entzündlichen und seborrhoischen Hautleiden, Bindegewebsschwäche, Rheuma, Gicht, Arthritis, Gelenkentzündungen, Nieren-, Blasen- und Leberbeschwerden sowie bei Nervosität und Schlafstörungen.

Anwendung: Für ein *Vollbad* wird 100 g zerkleinertes Haferstroh (erhältlich in Kräuterhäusern oder über den Online-Versand) in 3 l Wasser 20 Min. lang gekocht und danach abgeseiht. Diesen Sud gibt man ins ca. 36 °C warme Badewasser und badet 15–20 Min. darin. Anschließend kurz kühl abduschen und eine Nachruhe von mindestens 45 Min. einhalten. Das Bad maximal 2-mal in der Woche anwenden. *Wichtig:* Vollbäder sollten generell nicht bei starkem Bluthochdruck oder Herzinsuffizienz angewendet werden und die Temperatur sollte 38 °C nicht überschreiten!

Mit der Abkochung können auch *Umschläge* gemacht werden, indem mit dem Sud ein Leinen- oder Baumwolltuch getränkt, dann ausgewrungen und auf die betreffende Stelle gelegt wird. Darauf kommt ein trockenes Tuch aus dem gleichen Stoff, dann ein weiteres aus Wolle oder Flanell. Kühle Umschläge (z. B. bei Schwellungen) werden ca. 15 Min., warme Umschläge ca. 30 Min. durchgeführt.

Warme *Fußbäder* mit Haferstroh (ca. 20 Min. lang, Füße danach warm einpacken!) können bei chronisch kalten Füßen helfen.

Haferkleiebäder bei Juckreiz (Ekzeme, Neurodermitis, Altersjuckreiz)

3 Tassen Haferkleie ins warme Badewasser geben. Nach einer Badezeit von 15 Min. kurz kühl abduschen. 1- bis 2-mal wöchentlich anwenden.

6 Auf der Haut angewendet, wirken Haferflocken
beruhigend und nährend.

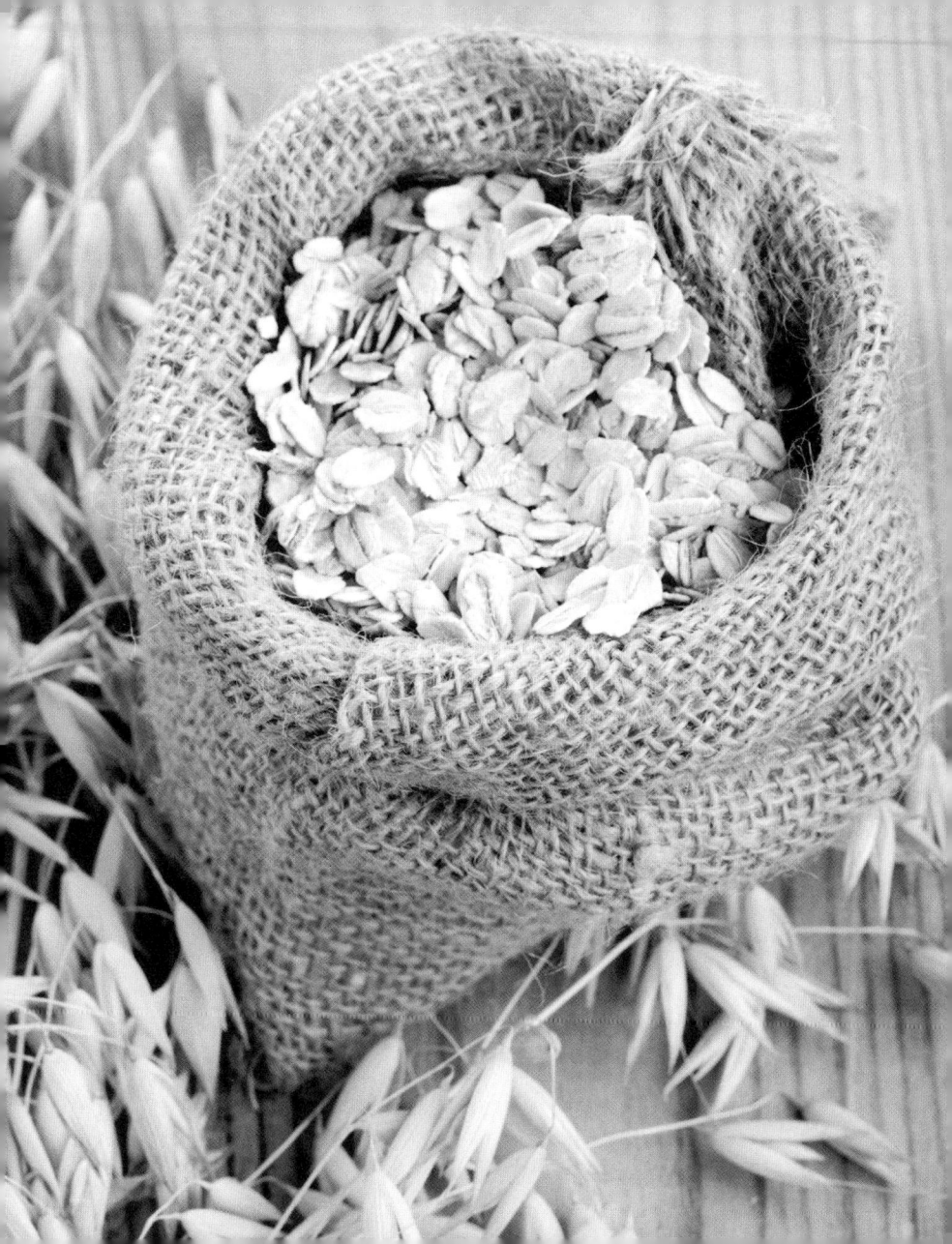

Hafermehlbad bei trockener und juckender Haut (z. B. Neurodermitis, Schuppenflechte, Ekzeme) und bei Sonnenbrand

1 Tasse Hafer (oder Haferflocken) im Mixer pulverisieren und mit ½ Tasse Milchpulver mischen (das Milchpulver macht die Haut zusätzlich weich, kann aber auch weggelassen werden). Dann in ein kleines Baumwollsäckchen (eine Socke geht auch) füllen, fest verschließen und in das einlaufende Badewasser einhängen (dabei etwas kneten). Bei einer Wassertemperatur von maximal 37 °C (bei Sonnenbrand nur lauwarm) ca. 15 Min. baden.

Haferkrautumschläge bei Hauterkrankungen

Bei Hauterkrankungen können Umschläge mit Grünem Haferkrauttee (Zubereitung s. dort S. 50, Anwendung s. Haferstrohumschläge S. 51 f.) gemacht werden. Zusätzlich wird 2- bis 3-mal täglich eine Tasse des Tees ungesüßt getrunken.

Haferflocken-Packung für trockene und empfindliche Haut

Für diese nährende Packung, die auch ideal bei rissigen Händen ist, werden 2 EL Schmelz- bzw. Instant-Haferflocken mit 4 EL warmer Milch oder Sahne zu einem Brei verrührt. Etwas quellen lassen, dann gleichmäßig auftragen und nach 20 Min. abwaschen.

Hirse – für schönes Haar und stabile Knochen

Geschichtliches und Aktuelles

Hirse gehört zu unseren ältesten Kulturpflanzen und ist zusammen mit Gerste, Emmer und Einkorn das älteste von Menschen kultivierte Getreide. Bei den Chinesen zählte Hirse zu den fünf heiligen Pflanzen, die der Kaiser selbst aussäte. Auch von dem griechischen Philosophen *Pythagoras* ist bekannt, dass er Hirse zur Stärkung der Gesundheit empfahl. Die Heimat der Hirse ist Ostasien und Afrika, wo sie als eine der ersten Getreidearten angebaut wurde und von dort nach Europa kam. In Deutschland wurde die Rispenhirse *(Panicum miliaceum)* vor etwa 7500 Jahren erstmals kultiviert. Ab der Bronzezeit war sie in Mitteleuropa und Asien ein wichtiges Grundnahrungsmittel und zählte im Altertum und Mittelalter zu den am häufigsten angebauten Getreidearten. In Deutschland war sie neben Hafer und Gerste ein sehr beliebtes Breigetreide und hatte noch zu Beginn des 19. Jahrhunderts einen ganz wichtigen Platz in unserer Ernährung. Ortsnamen wie Hirsau und Hirsingen und auch das bekannte *Märchen vom süßen Brei* (in dem ein zauberkräftiger Hirsebreitopf für ein armes Mädchen und dessen Mutter unbegrenzt viel Brei kocht und dem Hunger ein Ende macht) stammen noch aus dieser Zeit. Eine Hirse-Geschichte, die sich tatsächlich zugetragen hat, ist die *Hirsebreifahrt* aus dem Jahr 1456, bei der die Züricher mit den Straßburgern gewettet hatten, dass sie in der Lage wären, binnen 24 Stunden mit einem Boot einen Hirsebrei nach Straßburg zu transportieren, der bei der Ankunft noch warm wäre. Sie schafften es tatsächlich, und das Boot ist als »das glückhafte Schiff« in die Geschichte eingegangen. Die Bedeutung der Hirse wurde seit dem 19. Jahrhundert immer mehr durch den ertragreicheren Anbau von Mais, Weizen und Kartoffeln verdrängt. Aber in vielen Gebieten Afrikas, Asiens und Amerikas ist sie noch heute eines der wichtigsten Nahrungsmittel. Bei uns wird Hirse seit einigen Jahren wieder häufiger gegessen, nachdem sie lange Zeit fast nur als Vogelfutter für Ziervögel bekannt war. Heute gilt sie schon fast als Geheimtipp, denn Ernährungswissenschaftler haben erkannt, dass sie für unsere Gesundheit außerordentlich wertvoll ist.

Botanik und Verwendung

Die Hirse gehört zur Familie der Süßgräser und umfasst sehr viele verschiedene Gattungen und Arten, die sich in Aussehen und Wuchs unterscheiden, entweder Rispen oder Kolben ausbilden und in den Tropen oder im gemäßigten Klima angebaut werden.

In Deutschland ist vor allem die *Rispenhirse (Panicum miliaceum)* als Speisehirse bekannt, sie wird u. a. auch im Mittelmeerraum, in den USA und in China angebaut, außerdem sogar im Himalaja noch in 3000 Meter Höhe. Sie entwickelt ein sehr verzweigtes, kräftiges Wurzelsystem, wird bis zu einem Meter hoch und trägt an der Spitze eine weitverzweigte Rispe mit zahlreichen kleinen Körnern. Die *Borsten- oder Kolbenhirse (Setaria italica)* kennt jeder Vogelliebhaber als Leibspeise vieler Heimvögel, doch früher wurde auch sie in Deutschland als Speisehirse angebaut. Die robuste und ertragreiche *Perlhirse (Pennisetum glaucum)* ist besonders in Afrika und Indien eine wichtige Nahrungs- und Futterpflanze.

Außerdem gibt es die großsamigen *Sorghum*-Arten (z. B. die *Mohrenhirse*), die dem Mais ähneln, bis zu vier Meter hoch werden können und vorwiegend in Afrika und Asien kultiviert werden. *Teff (Eragrostis tef)*, auch *Zwerghirse* genannt, ist in Äthiopien die wichtigste Nahrungspflanze. Sie besitzt von allen Hirsesorten das kleinste Korn, ist sehr anspruchslos im Anbau und muss nicht geschält werden. Teff wird seit Kurzem auch in den Niederlanden und in Deutschland angebaut, da es für den Naturkostmarkt ein interessantes Getreide ist: Es ist glutenfrei, spelzfrei, äußerst mineralstoffreich (v. a. Eisen und Kalzium), hat einen angenehm nussigen Geschmack und sehr gute Backeigenschaften. Teffmehl eignet sich daher ausgezeichnet für glutenfreies Brot und Gebäck und ist nicht nur für Allergiker eine wirkliche Bereicherung (s. Rezept S. 164).

Das Hirsekorn ist das kleinste Getreidekorn und von einer harten, sehr mineralhaltigen Schale umgeben, die vor der Verarbeitung entfernt werden muss. Hirse hat eine kurze Vegetationsperiode (nur 100 Tage), bevorzugt sandigen Boden und kommt mit wenig Feuchtigkeit aus, sie braucht aber viel Wärme. Da Hirse ein Spelzgetreide ist, muss sie vor der Verwendung geschält werden, denn die harte Schale wird beim Kochen nicht weich und kann nicht verdaut werden. Trotzdem besitzt auch die geschälte Hirse meist noch Vollkornqualität, denn der Keim wird zwar etwas beschädigt, bleibt aber erhalten. Die geschälte Speisehirse wird bei uns meist als »Goldhirse« im Handel geführt. Auch ungeschälte »Braunhirse« ist im Naturkosthandel erhältlich. Diese kann aber wegen ihres hohen Phytin- und Tanningehaltes nur zum Keimen oder in kleinen Mengen und feinst vermahlen verwendet werden (s. Kasten S. 58 f.).

Hirse schmeckt köstlich und ist vielseitig einsetzbar. Sie kann süß oder pikant zubereitet werden, z. B. als Brei, Hirsotto, Auflauf, Fladen oder Bratling, sowie in Müsli, Gebäck und Soßen verwendet werden. Brot kann aus Hirse nur unter Verwendung von klebereiweißhaltigen Getreidesorten gebacken werden, wobei der Hirseanteil geringer sein muss. Beim Kuchen- oder Fladenbacken kann aber der Hirseanteil durchaus auch überwiegen. Wegen der leicht sandigen Konsistenz der Hirse kann man Hirseschrot oder -flocken nur wohldosiert im Müsli verwenden. Für Babys und Kleinkinder gibt es Instant-Hirsebrei, der sich schnell zubereiten lässt und sehr lecker ist. Auch Hirsegrieß, -cräcker und -milch sind im Naturkosthandel erhältlich. Aus Hirse werden außerdem eine Reihe alkoholischer Getränke gebraut (z. B. glutenfreies Bier in Deutschland, verschiedene Biere in Afrika, Schnaps in China).

Als **Braunhirse** wird ungeschälte rote bzw. braune Hirse bezeichnet, die durch den Schalenanteil äußerst reich an Kieselsäure und anderen Mineralstoffen ist. Aus diesem Grund sowie wegen der besseren Aufnahme der Kieselsäure im unerhitzten Zustand wird sie besonders bei Übersäuerung und Mineralstoffmangel empfohlen, und zwar als fein vermahlenes Mehl roh in Speisen und Getränke gerührt. Allerdings ist die Anwendung von Braunhirsemehl umstritten, denn die harte Hirseschale ist unverdaulich (auch feinst vermahlen) und die Schalen enthalten größere Mengen an Tanninen, Phytinen und Oxalsäuren. Diese gehen mit Eiweißen und Mineralien Komplexe ein, sodass sie vom Körper nicht aufgenommen werden können (s. Kasten Phytin S. 30 f.). Da die Braunhirse roh verzehrt werden soll, entfällt der

Abbau dieser Stoffe durch Einweichen, Quellen oder Kochen. Braunhirsemehl und daraus hergestellte Produkte sollten daher nur in kleinen Mengen verwendet werden. Außerdem muss es zügig verbraucht werden, da es durch seinen hohen Fettanteil schnell ranzig wird. Es gibt aber auch Braunhirseprodukte aus fermentierter, gekeimter Braunhirse, bei der durch die Keimung und Fermentation das Phytin abgebaut wurde.

Wissenswertes und Kurioses

Wegen ihrer zahlreichen Körner und wohl auch wegen ihrer an Gold erinnernden Farbe war die Hirse früher ein Symbol für Reichtum, Fruchtbarkeit und Segen. Bei Hochzeiten wurde z. B. früher das Brautpaar mit Hirsekörnern überschüttet, zudem war Hirse ein traditionelles Hochzeitsessen. Auch in der Urversion des bekannten *Märchens vom Schlaraffenland* ist es ein Hirsebrei, durch den man sich »hindurchessen« muss. Eigentlich kein Wunder, denn der aus dem Altgermanischen stammende Name *Hirse* bedeutet *Sättigung* und *Nahrung.* In Magie und Mystik galt die Pflanze wegen ihres durch den Kieselsäurereichtum hohen Informationsgehaltes zusammen mit Gerste, Hafer und Dinkel als »magisches« Getreide, das die Zauberkräfte weckt. Nach anthroposophischer Lehre wird die Hirse dem Planeten *Merkur* und dem Temperament des *Sanguinikers* zugeordnet. Sie macht fröhlich und leicht, aktiviert den Stoffwechsel und wärmt von innen. Nach der chinesischen 5-Elemente-Lehre hat Hirse u. a. eine *neutrale, verteilende und entspannende Wirkung.*

Die Inhaltsstoffe und ihre Wirkungen

Wie der Hafer ist auch die Hirse bei vielen gesundheitsfördernden Eigenschaften ein Spitzenreiter unter den Getreiden. Sie enthält von allen Getreidesorten die meiste Kieselsäure (Silizium), außerdem ist sie das eisenreichste Getreide und enthält viel Magnesium, Fluor, Schwefel, Phosphor, Kalium und Zink. Hirse ist zwar nicht besonders reich an Vitaminen, aber sie enthält alle wichtigen B-Vitamine (v. a. viel B1 und B6) sowie Vitamin E. Mit einem Eiweißgehalt von etwa 10 % gehört Hirse zu den eiweißreichen Getreiden. Allerdings ist das Hirseeiweiß nicht so hochwertig wie das Hafereiweiß, da wesentliche Aminosäuren fehlen. Mit etwa 4 % Fett ist sie außerdem relativ fettreich. Das Hirsefett besteht zu ungefähr 50 % aus der wertvollen essenziellen Linolsäure. Hirse enthält im Gegensatz zu Hafer, Gerste und Weizen keinerlei Schleimstoffe. Sie ist glutenfrei und ideal für Allergiker. Die Besonderheiten der Hirse sind:

- Sie ist *außergewöhnlich reich an Kieselsäure (ca. 500 mg pro 100 g) und zählt damit zu den kieselsäurereichsten Nahrungsmitteln.* Zwar befindet sich ein großer Teil des Siliziums in der Schale, die wegen der Unverdaulichkeit vor dem Verzehr entfernt werden muss, aber auch ohne Schale ist die Hirse noch allen anderen Getreidesorten an Kieselsäuregehalt überlegen. Dadurch verfügt die Hirse über »Reparaturkräfte« und kann dazu beitragen, Haut und Schleimhäute zu regenerieren. Sie festigt außerdem brüchige

7 *Die Hirse ist das älteste vom Menschen
kultivierte Getreide.*

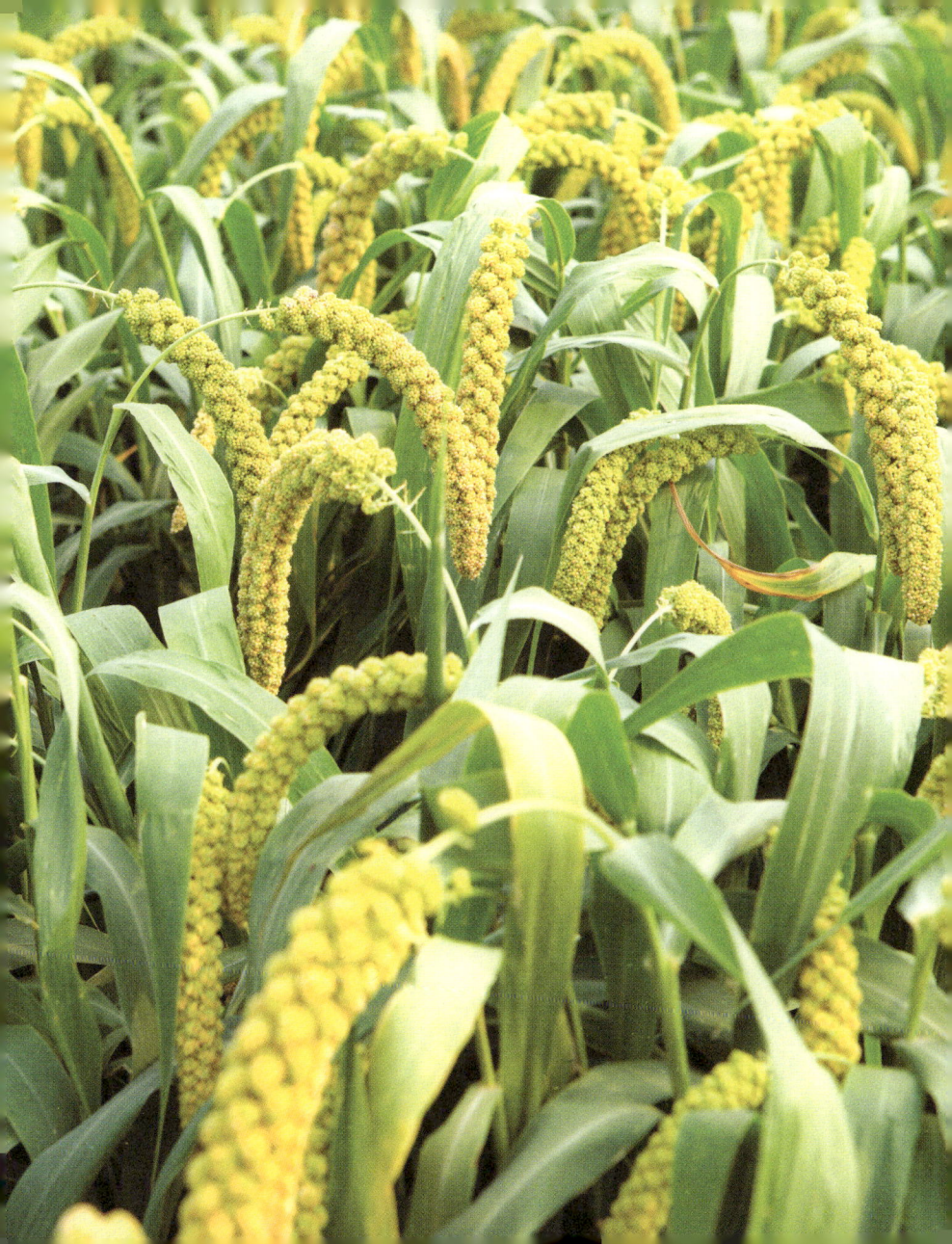

Nägel, hilft bei Haarausfall und stärkt Knochen, Knorpel und Zähne, denn Silizium ist ein Stützelement und sorgt in unserem Körper für Struktur.

- Sehr beachtlich ist ihr *Eisenreichtum; sie enthält z. B. zwei- bis dreimal mehr Eisen als Weizen und Roggen.* Bereits 50 Gramm Hirse decken unseren Tagesbedarf an diesem Mineral. Durch den hohen Eisengehalt hilft Hirse bei chronischer Müdigkeit und ist besonders wertvoll für Kinder im Wachstum und für stillende Frauen. Zur besseren Eisenaufnahme empfiehlt es sich, zur Hirse Vitamin-C-reiches Gemüse oder Obst zu essen.
- Durch ihren *hohen Fluorgehalt* ist Hirse hilfreich zur Festigung des Zahnschmelzes bzw. zur Kariesverhütung.
- Hirse ist die Getreidesorte, die *am wenigsten säurebildend* und außerdem auch kaum verschleimend wirkt. Sie ist daher ideal für basische und antientzündliche Heildiäten (s. Kasten unten).

Basische Wirkung: Ein besonderer Vorteil der Hirse ist, dass sie im Gegensatz zu den anderen Getreidesorten nicht säurebildend im Körper wirkt, sondern neutral bis leicht basisch verstoffwechselt wird. Hirse ist daher besonders bei Übersäuerung, Gelenkentzündungen und Magen-Darm-Problemen anderer Getreidesorten vorzuziehen. Vor allem durch ihre basische Wirkung besitzt Hirse entzündungshemmende und auch krebshemmende Eigenschaften, denn Krebszellen bevorzugen eine saure Umgebung und können in basischem Milieu nicht gedeihen.

Positive Wirkungen auf die Gesundheit

Durch ihre leichte Verdaulichkeit, ihren außergewöhnlich hohen Mineralstoffgehalt und ihre neutrale bis leicht basische Wirkung auf den Stoffwechsel eignet sich Hirse ideal als Schon- und Heilkost. Da sie glutenfrei ist, ist sie auch sehr gut verträglich für Allergiker sowie bei den Stoffwechselstörungen Zöliakie und Sprue. Hirse hilft bei

- Allergien und Hautproblemen
- Arteriosklerose
- Bindegewebsschwäche (Krampfadern, Hämorrhoiden)
- chronischer Müdigkeit
- Haarausfall und brüchigen Nägeln
- Karies (vorbeugend)
- Knochenbrüchen (schnellere Heilung)
- Krebs (vorbeugend)
- Magenschleimhautentzündung
- Nackenverspannungen (Hirsekissen)
- Osteoporose
- rheumatischen Erkrankungen
- Sehschwäche
- Übersäuerung (Azidose).

Heilrezepte und Anwendungen

Hirsebrei als Schonkost und Heilnahrung bei Allergien, Magen- und Darmerkrankungen, Kariesverhütung, Knochenstärkung, Übersäuerung

Für das Hirsebrei-Grundrezept werden pro Person 50–70 g Hirsekörner gründlich mit heißem Wasser abgespült und mit der 2½-fachen Menge Wasser 15 Min. gekocht. Dann 15–20 Min. nachquellen lassen, etwas Butter unterrühren und bei Bedarf mit etwas Salz oder anderen Gewürzen (für süße Gerichte z. B. mit Zimt) würzen.
Dieser Brei kann für viele süße oder pikante Gerichte verwendet und beliebig variiert werden. Für einen gesunden und leckeren Frühstücksbrei eignen sich frisches oder getrocknetes Obst (Äpfel, Bananen, Pflaumen, Rosinen), Nüsse und Samen, Kokosraspel, Milch oder Sahne.

Hirsekuren für Augen, Haut, Haare, Nägel, Magen, Knochen

Bei der *Intensivkur* (geeignet u. a. zur Entgiftung und Entsäuerung, bei Allergien, Augenschwäche, starken rheumatischen Beschwerden) essen Sie eine Woche lang nur Hirse (gekocht oder gebraten, s. z. B. Rezepte im Rezeptteil, Hirseflocken auch roh, s. Kasten S. 65) sowie rohes oder gedünstetes Gemüse und Obst, nach Geschmack mit Kräutern, Gewürzen, Salz, Öl oder etwas Butter abgeschmeckt (ca. 50 % Hirse und 50 % Gemüse und Obst). Bei der *längerfristigen Hirsekur* (geeignet v. a. bei Haar-, Haut- und Zahnproblemen, Bindegewebsschwäche, rheumatischen Beschwerden, Osteoporose, chronisch gereiztem Magen und Darm) essen Sie wie gewohnt (möglichst basenbetont), ersetzen aber einige Wochen lang den gewohnten Getreideanteil (wie Brot, Nudeln, Kuchen etc.) komplett durch Hirse (ca. 150 g Hirse pro Tag). *Tipp:* Alle Hirserezepte im Rezeptteil eignen sich auch für die Hirsekur!

Hirseflocken eignen sich für Kuren besonders gut, da sie fast roh sind (sie werden bei der Herstellung nur leicht gedämpft). Dadurch kann die Kieselsäure besonders gut vom Körper aufgenommen werden. Kurmäßig oder dauerhaft können täglich 3–4 TL unerhitzte Hirseflocken im Müsli oder eingerührt in Suppen und Getränke verzehrt werden. Die Flocken sollten möglichst vorher 1–2 Std. eingeweicht werden, dadurch verringert sich der Phytinsäuregehalt.

Hirsekapseln für Haut, Haare und Nägel, besonders bei Haarausfall

Wer keine Lust auf regelmäßige Hirsemahlzeiten hat, kann ersatzweise auch auf Hirsekapseln aus der Apotheke (z. B. HIRSANA©) zurückgreifen. Sie enthalten reines Goldhirseöl und versorgen den Körper mit den Vitaminen E, B6, Thiamin, Pantothensäure und Biotin sowie mit Zink und essenziellen Fettsäuren. Hirsekapseln wirken positiv auf die Haut, kräftigen Haare und Nägel und werden vor allem bei Haarausfall eingesetzt.

Hirse-Augenkissen bei überanstrengten Augen
und Kopfschmerzen

Mit Hirsekörnern gefüllte Augenkissen sind sehr wohltuend bei Kopf- oder
Augenschmerzen. Sie wirken durch sanften Druck und leichte Kühlung entspannend auf die Augen. Sie sind auch zusätzlich mit Lavendel und Augen-
trost gefüllt erhältlich, was den heilsamen Effekt noch verstärkt.
Anwendung: Die Kissen im Liegen auf die geschlossenen Augen legen und
die Entspannung genießen. *Tipp:* Wer die Kissen selbst nähen will (Anleitung
s. Körnerkissen S. 93), sollte sehr glatten, feinen Stoff (z. B. Seide) verwenden.

Hirsespelzkissen bei Verspannungen, Nacken-
und Rückenschmerzen

Mit gereinigten *Hirse- (oder Dinkel-)spelzen* gefüllte Kissen wirken vor allem
durch ihren hohen Kieselsäureanteil und ihre Fähigkeit, sich perfekt an den
Körper anzupassen. Der Kopf ist darauf optimal gelagert. Dadurch werden
Durchblutungsstörungen, Verspannungen und Schmerzen in Nacken, Kopf
und Rücken abgebaut. Auch bei Tinnitus ist ein Hirsespelzkissen hilfreich.
Zusätzlich wirken die Kissen temperatur- und feuchtigkeitsregulierend und
sorgen so für einen erholsamen Schlaf. Im Gegensatz zu den bekannteren
Dinkelspelzkissen rascheln die Hirsespelzkissen fast gar nicht und passen
sich besonders gut dem Körper an. Sie sind als Kopfkissen und Nackenrollen
in Bioläden, Reformhäusern und im Versandhandel erhältlich. Hirsespelzen
können auch separat gekauft werden, um Kissen selbst herzustellen oder um
alte Füllungen auszutauschen (etwa alle zwei Jahre).

Gerste – pflegt die Schleimhaut und senkt den Cholesterinspiegel

Geschichtliches und Aktuelles

Die Gerste gehört neben Einkorn, Emmer, Lein, Erbsen und Linsen zu den ältesten Kulturpflanzen der Menschheit. Sie wurde vor etwa 11 000 Jahren erstmals in Mesopotamien kultiviert und seit etwa 8000 Jahren auch in Mitteleuropa. Gerste spielte sowohl in der Ernährung als auch in der Heilkunde vieler alter Kulturvölker eine wichtige Rolle. Sie war das klassische Getreide der Antike und galt im Altertum allgemein als »Kraftnahrung«. Gerste war das Lieblingsgetreide der Griechen, sie galt im alten Griechenland als heilig und wurde für Opfer- und Zauberrituale benutzt sowie im *Demeter*-Kult verehrt. Der griechische Arzt *Diokles* empfahl für die Gesundheit, jeden Morgen einen Gerstenschrotbrei zu essen. *Pythagoras* riet seinen Schülern zu Gerste, weil sie »Wachheit im Denken« bewirkt, und verbot Fleisch, Hülsenfrüchte sowie Alkohol. Auch *Platon* sah Getreide (vor allem Gerste und Weizen) als ideales Hauptnahrungsmittel an. Der für Magen und Darm heilsame Gerstenschleim wurde schon von *Hippokrates* verwendet, u. a. für Fastenkuren. Im Mittelalter schätzte *Hildegard von Bingen* die Gerste ebenfalls und empfahl z. B. Gerstenabkochungen als Schönheitsmittel für die Haut. Bis ins 19. Jahrhundert war das Gerstenwasser (damit ist hier allerdings nicht Bier gemeint!) bei uns ein beliebtes Getränk für Kranke. In England ist es noch heute unter dem Namen *Barley Water* ein traditionelles Hausmittel, vor allem bei Magen-Darm-Problemen und Erkältungen. Es heißt, dass

*Gerste – pflegt die
Schleimhaut und senkt
den Cholesterinspiegel*

sich Englands Königin *Queen Elisabeth II.* das Barley Water täglich vorbeugend zubereiten lässt. Gerstengrassaft wurde zusammen mit Weizengrassaft in Europa und den USA vor ungefähr 50 Jahren als vielseitig wirkendes natürliches Nahrungsergänzungsmittel populär. Heute ist Gerste nach Mais, Weizen und Reis die weltweit viertwichtigste Getreideart. Sie besitzt aber außer in Tibet, wo sie Grundnahrungsmittel ist, nur geringe Bedeutung für die menschliche Ernährung. Der größte Teil der Ernte wird als Viehfutter und für alkoholische Getränke (v. a. Bier) verwendet. Deutschland und Frankreich sind heute weltweit die größten Gersteproduzenten.

Botanik und Verwendung

Gerste *(Hordeum vulgare)* ist eine sehr anspruchslose, widerstandsfähige Pflanze. Sie ist die anpassungsfähigste Getreidesorte und gedeiht in fast jeder Klimazone, sogar in der Kälte Sibiriens oder im Himalaja-Gebirge in über 4000 Meter Höhe, hat eine kurze Reifezeit von nur drei bis vier Monaten und benötigt nur wenig Feuchtigkeit. Die reifen Ähren sehen mit ihren langen Grannen sehr markant aus und bilden leicht spitz zulaufende Körner aus. Diese haben üblicherweise eine gelbliche Färbung, aber es gibt auch rötliche, violette oder schwarze Gerstenkörner (z. B. in Afrika und Tibet). Man unterscheidet *Spelzgerste* und *Nacktgerste*. Bei der Spelzgerste müssen die mit den Körnern fest verwachsenen Spelzen nach der Ernte entfernt werden. Dabei wird leider das Korn beschädigt und der Keimling zerstört, da die Körner beschliffen werden müssen (Graupen sind übrigens besonders stark beschliffene Gerstenkörner). Nackt- oder Sprießkorngerste ist spelzfrei und

*8 Die anspruchslose Gerste wird in unseren Breiten
hauptsächlich zum Brauen von Bier verwendet.*

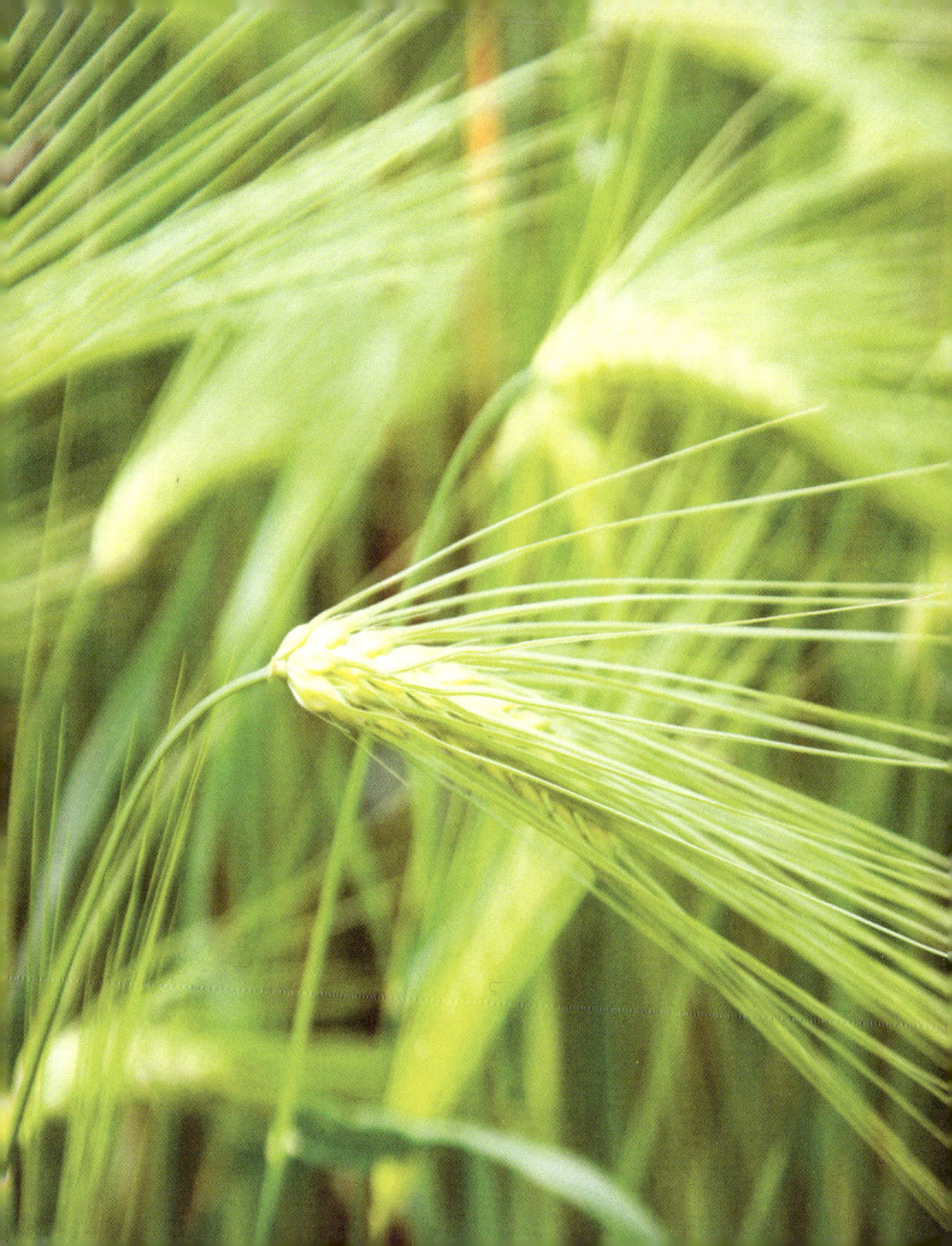

daher vollwertiger, sie eignet sich zum Keimen und für die hier vorgestellten Heilrezepte und ist in Reformhäusern erhältlich. Wintergerste ist eiweißreicher und wird überwiegend als Tierfutter verwendet. Für die menschliche Ernährung wird überwiegend Sommergerste verwendet, die vor allem zu Malz für die Herstellung alkoholischer Getränke (Braumalz, Whisky- und Brennmalz) verarbeitet wird, aber auch zu Backmalz und Malzkaffee. Braugerste muss eine Keimfähigkeit von mindestens 97 % aufweisen, da keimende Körner die Basis des *Mälzens* sind, wobei die Körner gewässert werden, bis sie zu keimen beginnen. Dadurch wandelt sich die Stärke in Malzzucker um und die Eiweiße werden in Aminosäuren zerlegt. Dann werden die Körner getrocknet und anschließend geröstet. Das Mälzen ist eine Besonderheit der Gerste. Nicht gemälzte Gerste wird vorwiegend zu Grütze und Graupen verarbeitet, zu Flocken und Mehl gemahlen oder Mehrkornbroten beigemischt. Da sie nur sehr wenig Klebereiweiß enthält, ist sie kein typisches Brotgetreide. Nacktgerste findet in der Vollwertküche als Suppeneinlage, in Aufläufen, Bratlingen und im Frischkornbrei Verwendung. Ideal dazu eignet sich auch Gerstengrütze, ein im Naturkostladen erhältliches gedarrtes und geschrotetes Schnellkochgetreide. Gerstengrassaft (s. S. 105 ff.) ist ein beliebtes Nahrungsergänzungsmittel, das sich (wie auch der erfrischende Gerstentee aus Asien und das gesunde *Barley Water* aus England) sehr zum Ausprobieren lohnt (s. Heilrezepte). Sehr lecker ist auch *Tsampa,* das tibetische Grundnahrungsmittel. Dieses Mehl aus leicht gerösteter Gerste ist inzwischen auch bei uns im Naturkosthandel erhältlich und kann roh verzehrt werden (s. das Kokosbällchen-Rezept auf S. 159).

Wissenswertes und Kurioses

Im kaiserlichen China zählte Gerste zu den fünf heiligen Pflanzen. *Tsampa* (s. o.) ist zusammen mit Schwarztee und Yakbutter Bestandteil des traditionellen tibetischen *Buttertees*. In der anthroposophischen Lehre wird die Gerste dem Planet *Mars* zugeordnet. Sie macht geistig wach und gibt Energie und Tatkraft. Nach der chinesischen 5-Elemente-Lehre wirkt sie u. a. *erfrischend, verteilend und stärkend*.

Die Inhaltsstoffe und ihre Wirkungen

Gerste zeichnet sich vor allem durch einen sehr hohen Gehalt an hochwirksamen wasserlöslichen Ballaststoffen (Beta-Glucane) aus. Sie verfügt außerdem über einen sehr hohen Mineralstoff- und Vitamin-B-Gehalt, ist eiweißreich, fettarm und ausgesprochen reich an sekundären Pflanzenstoffen. Die Besonderheiten der Gerste sind:

- Sie ist *nach Roggen das fluorreichste Getreide* und enthält viel Kieselsäure, Kalzium, Kalium, Kupfer, Phosphor, Selen und Zink. Durch diese Mineralstoffkombination ist sie besonders wertvoll für Zähne, Haare, Nägel, Knochen, Gelenke und das Bindegewebe.
- Ihr *hoher Gehalt an Vitaminen der B-Gruppe* ist vor allem für die konzentrationsfördernde und »die Sinne schärfende« Eigenschaft der Gerste verantwortlich. Auch *Folsäure* (v. a. für Blutbildung, Zellteilungs- und Wachstumsprozesse wichtig) ist reichlich enthalten.
- Gerste ist ausgesprochen *reich an sekundären Pflanzenstoffen* (u. a. Sapo-

71

*Gerste – pflegt die
Schleimhaut und senkt
den Cholesterinspiegel*

nine, Phytoöstrogene, Phytinsäure, Tocotrienol), die vor allem antikarzinogen, blutzucker- und cholesterinspiegelsenkend wirken.

- Gerste ist das *Beta-Glucan-reichste Getreide* (sie enthält davon noch etwas mehr als Hafer). *Diese wasserlöslichen Ballaststoffe* schützen die Schleimhäute und können nachweislich den Cholesterinspiegel, die Blutfettwerte (Triglyzeride) und den Blutzucker und damit das Risiko einer koronaren Herzerkrankung senken. Drei Gramm Beta-Glucan am Tag können den Cholesterinspiegel um 5 % senken. Für diesen positiven Effekt reicht schon der Verzehr von einem Teller Graupensuppe (ca. 4 EL Graupen).

Positive Wirkungen auf die Gesundheit

Durch die heilsamen Schleimstoffe in Verbindung mit dem hohen Anteil an sekundären Pflanzenstoffen, Ballaststoffen, Vitaminen und Mineralstoffen besitzt Gerste vielseitige Heilwirkungen, vor allem auf Magen und Darm, Bindegewebe, Gelenke und den Cholesterinspiegel. Außerdem zählt sie zu den besten Lebensmitteln in der Krebsprävention. Weil sie wenig Gluten enthält, wird sie auch von Allergikern meist gut vertragen. Gerste wirkt

- antikarzinogen und antiviral
- bandscheiben- und gelenkregenerierend
- bei Magen-, Darm-, Nieren- und Blasenbeschwerden
- bindegewebsstärkend und entwässernd
- den Cholesterinspiegel senkend
- herzstärkend
- entzündungshemmend und hautpflegend

*Gerste – pflegt die
Schleimhaut und senkt
den Cholesterinspiegel*

- gegen Haarausfall und brüchige Nägel
- konzentrationssteigernd
- kräftigend.

Heilrezepte und Anwendungen

Gerstenschleim bei Magen-, Darm-, Nieren-
und Blasenbeschwerden

Gerstenschleim wirkt beruhigend und heilend auf Magen, Darm und Blase.
Zubereitung: Für eine Portion Gerstenschleim köchelt man 4 EL geschrotete
Nacktgerste oder Gerstengrütze mit einer Prise Salz und einer fein geriebenen Karotte 30 Min. in ½ l Wasser. Dabei häufig umrühren. Bei *Verdauungs-
schwäche* kann man Kräuter und Gewürze (z. B. Kümmel, Fenchel, Ingwer)
zufügen, bei Verwendung als *Kräftigungsmittel* kann Milch, Sahne oder Butter zugefügt werden.

Barley Water (Gerstenwasser) bei Erkältungskrankheiten, Magen-
und Darmproblemen, Blasen- und Nierenentzündungen sowie als
Frühjahrskur

Dieser Tee wirkt kräftigend, basenbildend, entwässernd und erfrischend. Er
kann heiß oder kalt, täglich oder kurmäßig getrunken werden. Bei den oben
genannten Beschwerden oder als Frühjahrskur trinkt man täglich etwa einen
halben bis einen Liter.

Zubereitung: 60 g Gerstenkörner (Nacktgerste) in 1 ½ l Wasser 1 ½ Std. köcheln lassen. Körner abseihen (ggf. für eine Mahlzeit aufbewahren) und das Gerstenwasser mit etwas Zitronensaft und Honig abschmecken oder mit Orangensaft mischen. *Tipp:* Feigen oder Rosinen mitkochen.

Gerösteter Gerstentee (Mugicha) zur Kühlung und Fiebersenkung

Dieser leicht süß bis herb schmeckende Tee ist in China, Japan und Korea ein beliebtes traditionelles Getränk, vor allem an heißen Tagen. Er wirkt erfrischend, kühlend und entgiftend.

Zubereitung: 100 g Nacktgerste bei starker Hitze unter ständigem Rühren in Topf oder Pfanne trocken anrösten, bis die Körner dunkelbraun (aber nicht schwarz) sind und aromatisch duften. Dann 1 ½ l Wasser aufgießen und 5–10 Min. köcheln lassen. Den Sud durch ein Sieb oder einen Filter in eine Kanne abseihen und kühl stellen. Bei Bedarf süßen.

Gerstenbad und -umschläge bei Hautentzündungen

Dieses Bad wirkt kräftigend und entzündungshemmend. Es eignet sich bei Hautentzündungen sowie zum Baden von Babys. Hildegard von Bingen empfahl Gerstenumschläge als Schönheitsmittel für das Gesicht.

Anwendung: 1 kg Gerste 20 Min. lang in 4 l Wasser kochen, abseihen und danach ins Badewasser geben. 2-mal wöchentlich 20 Min. bei maximal 38 °C baden oder für Umschläge verwenden (Anleitung s. Haferstrohbad S. 51 f.).

Weizen – regeneriert die Zellen und stärkt das Herz

Geschichtliches und Aktuelles

Weizen ist sowohl das wichtigste Brotgetreide der Welt als auch – nach Mais und Reis – das meistangebaute Getreide; jeden Monat wird irgendwo auf der Welt Weizen geerntet. Auch in Deutschland ist Weizen heute die am häufigsten angebaute Getreideart. Obwohl er klimatisch anspruchsvoll ist, gedeiht Weizen inzwischen durch gezielte Zuchtauswahl und den Einsatz von Kunstdünger beinahe in jeder Klimazone. Indien und China (eigentlich klassische Reisländer) sind heute sogar die weltweit größten Weizenproduzenten. Man kann sagen, Weizen hat von allen Getreidesorten die größte »Karriere« gemacht – allerdings um den Preis der Überzüchtung und Denaturierung. Nach Gerste und Hirse ist der Weizen die älteste heute noch angebaute Getreideart. Bereits vor etwa 9000 Jahren wurde er in Mesopotamien aus Wildgräsern gezüchtet, ebenso alte Weizenfunde stammen aus China. Durch mehrmalige Kreuzungen verschiedener Urgetreidesorten und Gräser entstand nach und nach der heutige Weizen, der viel ertragreicher ist und bessere Backeigenschaften aufweist als die Urgetreidesorten Emmer, Einkorn und Dinkel. Auch im alten Ägypten wurde vorwiegend Weizen angebaut und unter Pharao *Echnaton* im Sonnenkult verehrt. In Mesopotamien gab es so viele Weizenfelder, dass es auch »das Land des goldenen Weizens« genannt wurde. Da das Land damals ein sehr wichtiger Güterumschlagplatz war, verbreitete sich der Weizen relativ schnell auf der ganzen Welt. Sehr beliebt war er auch im alten Rom (s. S. 17), doch war der damals dort angebaute Weizen noch nicht mit unserem heutigen Saatweizen zu vergleichen, sondern ähnelte eher dem Emmer. In Mitteleuropa spielte der Weizen bis ins 19. Jahrhundert hinein eine eher untergeordnete Rolle, hier wurden vorwiegend Hafer, Roggen und Gerste verzehrt. Als mit Beginn der Industrialisierung das Auszugsmehl immer beliebter wurde und das Weißbrot in Mode kam, trat der Weizen endgültig seinen Siegeszug an. Weißbrot wurde als »feines Brot« für die Wohlhabenden angesehen. Die wertvolle Weizenkleie, das Abfallprodukt bei der Weißmehlherstellung, landet bis heute leider hauptsächlich in den Futtertrögen der Tiere. Doch ist Weizenkleie auch schon seit langer Zeit ein beliebtes und vielseitiges Hausmittel, innerlich angewandt u. a. gegen Darmträgheit und Herzbeschwerden, äußerlich für Bäder und Umschläge bei Entzündungen und Schmerzen sowie zur Hautpflege. Mit wachsender Beliebtheit wurde der Weizen immer ertragreicher gezüchtet, da er (im Gegensatz zur Urweizenart Dinkel) sehr gut auf Kunstdünger anspricht. Daher ist konventionell angebauter Weizen heute das am meisten schadstoffbelastete Getreide. Für Heilzwecke sollte daher möglichst immer Weizen aus biologischem Anbau verwendet werden (besonders bei Weizenkeimen und -kleie).

Botanik und Verwendung

Weizen ist ein Sammelbegriff für die Gattung Weizen, die aus vielen verschiedenen Weizenarten besteht, doch im allgemeinen Sprachgebrauch ist meist nur der heutige Weichweizen bzw. Saatweizen gemeint. Die ersten angebauten Urweizenarten waren Einkorn und Emmer. Der erste »richtige« Weizen entstand wahrscheinlich aus der Kreuzung eines Wildgrases mit Emmer. Unser heutiger kultivierter Saatweizen wurde dann nach und nach durch mehrmaliges Kreuzen der Urgetreidesorten mit Wildgräsern gezüchtet. Die Weizensorten werden drei Reihen zugeordnet:

1. *Einkornreihe* (nur Einkorn als Vertreter),
2. *Zweikornreihe* (dazu zählen Emmer, Hartweizen und Kamut),
3. *Dinkelreihe* (dazu zählen Dinkel und der heutige Weichweizen).

Die sechs Vertreter der Weizenfamilie

- **Einkorn** *(Triticum monococcum)* wurde bereits in der Steinzeit angebaut, ist ein Spelzgetreide und klimatisch relativ anspruchslos. Seit einigen Jahren wird er wieder in Deutschland kultiviert und ist auch (ebenso wie Emmer) in Naturkostläden vereinzelt erhältlich. Er kann genau wie Weichweizen verwendet werden.
- **Emmer** *(Triticum dicoccum)* stellte bis zur Züchtung der ertragreicheren Sorten Dinkel und Weichweizen die Hauptweizenart dar. Er ist ein Spelzgetreide, wärmeliebend und wird heute wieder in geringem Umfang für den Naturkostmarkt im Mittelmeerraum und in Deutschland angebaut (s. Rezept für Emmerbrot S. 162).
- **Hartweizen** *(Triticum durum)* ist spelzfrei, benötigt viel Wärme sowie nährstoffreichen Boden und wird z. B. in Italien, Kanada und den USA angebaut. Der Hartweizenanbau beträgt weltweit nur etwa ein Zehntel des Weichweizenanbaus. Da der Hartweizen besonders klebereiweißreich ist, eignet er sich sehr gut zur Nudelherstellung und als Grießweizen. Wichtige Hartweizenprodukte sind außerdem Bulgur und Couscous: *Bulgur*

wird aus vorgekochtem und anschließend geschrotetem Hartweizen hergestellt. Die meisten wertvollen Inhaltsstoffe bleiben dabei erhalten. Bulgur ist leicht verdaulich und sehr gut geeignet für die schnelle Küche, da er eine sehr kurze Kochzeit hat. Er ist ein Hauptnahrungsmittel im Vorderen Orient und wird u. a. gern für Salate verwendet. Dem Bulgur ähnlich (jedoch weniger vitaminreich) ist *Couscous,* ein Grundnahrungsmittel aus der nordafrikanischen Küche. Er wird aus befeuchtetem und zu kleinen Kügelchen geformtem Grieß (aus Weizen, Gerste oder Hirse) hergestellt und muss gar nicht gekocht werden, sondern wird nur mit heißem Wasser übergossen oder gedämpft.

- **Kamut** *(Triticum turgidum x polonicum)* ist eine sehr alte Kulturform des Weizens, die erst vor etwa 20 Jahren in Amerika wiederentdeckt wurde. Er ist ein Vorfahre unseres heutigen Hartweizens und stammt aus Ägypten. Der Name *Kamut* bedeutet so viel wie *Seele der Erde.* Kamut ist eiweiß-, vitamin- und mineralstoffreicher als Weizen, enthält auch mehr ungesättigte Fettsäuren und seine Körner sind fast doppelt so groß wie normale Weizenkörner. Er kann wie Weichweizen verwendet werden und ist nur in Bioqualität (im Naturkostladen oder beim Biobäcker) erhältlich, denn er spricht nicht auf Kunstdünger an. Kamut ist vermutlich zurzeit das am wenigsten genetisch veränderte Getreide, also »ur-gesund«!

- **Dinkel** *(Triticum spelta),* ein Spelzgetreide, ist der Vorläufer des Weizens und soll durch spontane Kreuzung eines Wildgrases mit Emmer entstanden sein. Er ist anpassungsfähiger als Weizen, verträgt auch eher kargen Boden sowie ein raueres Klima und besitzt eine natürliche Widerstandsfähigkeit gegenüber Krankheiten. Dinkel verträgt ebenso wie Kamut keinen Kunstdünger. Erst seit ungefähr 20 Jahren wird Dinkel wieder verstärkt angebaut, nachdem er vom Aussterben bedroht war. Aufgrund seiner gesundheitlichen Vorzüge (s. S. 84 f.), der leichten Verdaulichkeit, des milden Geschmacks und der guten Backeigenschaften (sehr hoher Kleberanteil!) ist Dinkel heute sehr beliebt und lässt sich vielseitig zum Backen, Kochen, als Frischkornbrei, für Keimlinge, Grassaft und als Kaffee-Ersatz einsetzen. Sogar Dinkelbier wird hergestellt. Sehr lecker und aromatisch ist die besondere Spezialität des Dinkels, der *Grünkern*. Um diesen zu gewinnen, wird das unreife bzw. in der »Milchreife« geerntete Dinkelkorn schonend über Buchenholzfeuer gedörrt.

- **Weichweizen** oder auch Saatweizen *(Triticum aestivum)* – die heute wichtigste Weizenart – ist spelzfrei, benötigt viel Wärme und Licht sowie einen nährstoffreichen Boden und ist ein Selbstbestäuber. Von allen Getreidesorten stellt er die höchsten Ansprüche an Boden und Klima. Er wird bis zu 120 Zentimeter hoch und die runden Halme tragen Ähren mit sehr kurzen Grannen, die breit-ovale, goldgelbe Körner ausbilden. Sein milder, angenehmer Geschmack und seine hervorragenden Backeigenschaften machen ihn weltweit zum wichtigsten Getreide für Brot und Feingebäck. Außerdem ist Weichweizen Grundlage für sehr viele andere Nahrungsmittel wie Pizza, Frühstücksflocken und Knabberartikel. Auch Bier wird aus Weizen gebraut. Eingeweichte oder gekeimte Weizenkörner eignen sich gut zum Rohverzehr (s. S. 98). Sehr gesund und heilkräftig sind der Weizengrassaft (s. S. 105 f.) und das Weizenkeimöl (s. S. 83).

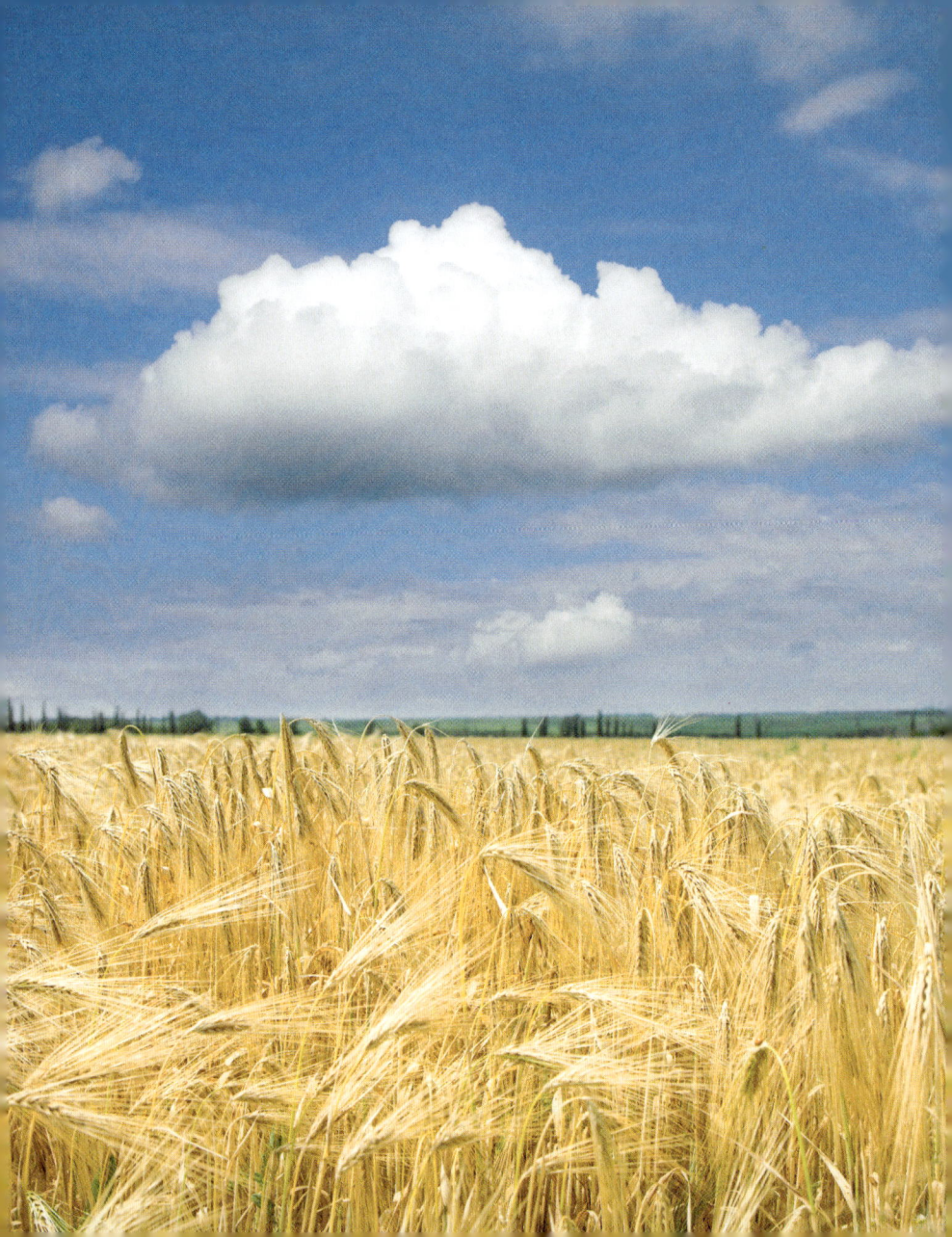

Wissenswertes und Kurioses

Die ersten *Cornflakes* waren nicht aus Mais, sondern aus Weizen und wurden im Jahre 1894 von dem US-amerikanischen Arzt *J. H. Kellogg* und dessen Bruder eher durch Zufall erfunden: In einem vegetarischen Sanatorium in Amerika wurde ein vom Vorabend übrig gebliebener gekochter Weizenbrei versuchsweise dünn gewalzt und geröstet. Die entstandenen knusprigen Flocken wurden den Patienten probeweise angeboten, die von diesen ersten Cornflakes begeistert waren. Später wurden die Cornflakes dann aus Mais hergestellt und mit weiteren Zutaten verfeinert. Nach anthroposophischer Lehre ist der Weizen dem Planeten *Sonne* zugeordnet. Er wirkt harmonisierend und ausgleichend auf Nervensystem und Kreislauf. Nach der chinesischen 5-Elemente-Lehre haben Weizen und Dinkel eine *erfrischende (Grünkern eine warme) und leicht beruhigende Wirkung.*

Die Inhaltsstoffe und ihre Wirkungen

Vollkornweizen ist außerordentlich ballaststoff-, eiweiß- und vitaminreich und zudem noch kalorien- und fettarm – die ideale »Fitness-Kombination«! Weizen enthält von allen Getreidesorten am meisten Vitamin E, Niacin und Beta-Karotin. Auch Folsäure und Vitamin K sind reichlich vorhanden. An Mineralstoffen finden sich im Weizenvollkorn Kalzium, Kalium, Kieselsäure, Magnesium, Eisen, Phosphor, Zink, Kupfer, Schwefel, Jod und bei günstiger Bodenbeschaffenheit auch Selen. Die Vitamine, Mineralstoffe und sekundären Pflanzenstoffe befinden sich vor allem in den Randschichten und

9 *Unser heutiger Weizen ist das Ergebnis*
    jahrtausendelanger Züchtung.

im Keim und nur in Spuren im Mehlkörper. Bei manchen anderen Getreidesorten (z. B. Hirse und Gerste) sind die Mineralstoffe dagegen etwas gleichmäßiger im ganzen Korn verteilt und daher auch im geschälten Korn noch in nennenswerten Mengen vorhanden. Alle Weizensorten enthalten sehr viel Klebereiweißstoff Gluten, der für gute Backfähigkeit sorgt, aber auch vielen Allergikern Probleme bereitet (s. Kasten S. 28). Beim Dinkel ist der Klebereiweißgehalt zwar noch höher, hat aber eine andere Zusammensetzung. Dinkel wird daher (ebenso wie Emmer, Einkorn und Kamut) auch von Weizenallergikern meist gut vertragen! Weizen enthält alle essenziellen Aminosäuren und in Kombination mit anderen pflanzlichen Eiweißträgern, z. B. Hülsenfrüchten, erreicht das Weizeneiweiß eine sehr hohe biologische Wertigkeit. Die Besonderheiten des Weizens sind:

- Vollweizen ist das *ballaststoffreichste Getreide (ca. 13 %)* und daher u. a. hilfreich für eine geregelte Verdauung, einen normalen Cholesterinspiegel und zur Krebsvorbeugung. Weizen enthält aber (im Gegensatz zu Hafer und Gerste) nur wasserunlösliche Ballaststoffe und keine wasserlöslichen Schleimstoffe.

- Der *sehr hohe Gehalt an den zellschützenden und regenerierenden Vitaminen E, Beta-Karotin und Vitamin B2* wirkt u. a. verjüngend, entzündungshemmend, gefäßstabilisierend und immunstärkend.

- Die *reichlich vorhandenen Vitamine der B-Gruppe* sind z. B. wichtig für ein stabiles Nervensystem und für einen gesunden Stoffwechsel.

- Außerdem enthält das volle Weizenkorn *viele sekundäre Pflanzenstoffe,* vor allem außerordentlich viel Phenolsäure, die u. a. vor Arteriosklerose und Krebs schützt, sowie Phytoöstrogene, die ebenfalls u. a. krebsvorbeugend wirken.

- Besonders *wertvoll sind die Weizenkeime und das daraus gewonnene Weizenkeimöl,* denn sie enthalten außergewöhnlich viel Vitamin E und ungesättigte Fettsäuren sowie sehr viel Vitamin B1, B6, Folsäure, Niacin und Ballaststoffe (s. Kasten unten und Tabelle S. 26). Diese Kombination stärkt Gefäße, Herzgesundheit und Immunsystem. Weizenkeimöl ist zudem ein wertvolles Kosmetikum.

Das aus den Weizenkeimen gewonnene **Weizenkeimöl** ist gesundheitlich sehr wertvoll. Es enthält von allen Pflanzenölen am meisten Vitamin E (200–300 mg/100 g). Ein Esslöffel Weizenkeimöl deckt unseren gesamten Tagesbedarf an Vitamin E! Außerdem besteht das Öl zu 60 % aus mehrfach ungesättigten Fettsäuren, und zwar hauptsächlich aus der wertvollen Linolsäure. Weizenkeimöl schützt daher Herz und Gefäße und ist außerdem ein wertvolles Kosmetikum zur Haut- und Haarpflege.

Positive Wirkungen auf die Gesundheit

Seine wertvollen Inhaltsstoffe und seine vielseitigen Anwendungsmöglichkeiten machen den Weizen zu einem Multitalent, das sich außerdem durch einen besonders angenehmen, milden Geschmack und leichte Verdaulichkeit auszeichnet. Weizen wirkt vor allem positiv auf die Zellregeneration sowie herzstärkend. Äußerlich angewandt sind Weizenkleie und

83

Weizenkeimöl ein wertvolles Kosmetikum zur Haut- und Haarpflege. Weizen wirkt

- cholesterinspiegelsenkend
- entzündungshemmend
- entgiftend (v. a. Keimlinge und Grassäfte)
- gefäßstabilisierend
- hautstraffend
- herzstärkend
- immunstärkend (v. a. Keimlinge und Grassäfte)
- krebsvorbeugend und -bekämpfend (v. a. Keimlinge und Grassäfte)
- nervenstärkend und beruhigend
- regenerierend und harmonisierend
- verdauungsfördernd (v. a. Kleie).

Dinkel – der Urweizen mit den besonderen Heilwirkungen

Der Dinkel nimmt in der Weizenfamilie eine Sonderstellung ein. Er wird oft als eigenständiges Getreide behandelt und ist als Heil- und Diätmittel vor allem durch die im Mittelalter wirkende heilkundige Äbtissin *Hildegard von Bingen (1098–1179)* bekannt geworden. Sie lobte den Dinkel als »*das beste Getreide*« und setzte ihn als Basisdiät bei vielen Krankheiten ein. Auch heute ist Dinkel als leicht verdauliches, schmackhaftes und gesundheitsfördern-des Getreide sehr beliebt und wird in der Naturheilkunde gern für Kuren eingesetzt. Dinkel ist sehr reich an gesundheitsfördernden Inhaltsstoffen: Er besitzt den höchsten Mangan-, Magnesium-, Phosphor- und Zinkgehalt von allen Getreidesorten und enthält außerdem viel Silizium und Eisen. Er ist reich an hochwertigen ungesättigten Fettsäuren sowie sehr hochwertigem Eiweiß mit allen essenziellen Aminosäuren. Dinkel enthält viel von der Aminosäure Tryptophan, die Ausgangsstoff für den stimmungsaufhellenden Nervenbotenstoff Serotonin ist: ein Grund für die positive Wirkung des Dinkels auf Nerven, Stimmung, Denkvermögen und Konzentration. Regelmäßiger Verzehr von Dinkelkost oder Dinkelkuren verbessern nicht nur das Allgemeinbefinden und die Leistungsfähigkeit, sondern beseitigen durch die sehr gute Wasserlöslichkeit und Bioverfügbarkeit (s. Kasten unten) Stoffwechselschlacken, unterstützen die Zellerneuerung und wirken heilend bei vielen heutigen Zivilisationskrankheiten. Als Füllung in Kissen wirkt Dinkel durch seinen hohen Kieselsäuregehalt schmerzlindernd und entspannend auf die Muskeln (s. S. 66 + 93). *Dinkel wirkt antiallergisch, darmheilend, entgiftend, entzündungshemmend und schmerzlindernd, immun- und kreislaufstabilisierend, nervenstärkend, stimmungsaufhellend sowie stoffwechselregulierend.*

Dinkel ist sehr leicht verdaulich. Obwohl er mit dem Weizen eng verwandt ist, haben Weizen-Allergiker mit Dinkelkost meist keine Probleme. Warum das so ist, ist wissenschaftlich noch nicht geklärt, aber dass es so ist, wurde anhand vieler empirischer Studien bestätigt. Vermutet wird, dass dies u. a. an der besonderen Struktur des Dinkelproteins und der Stärke liegt sowie an der besonders guten Wasserlöslichkeit seiner Inhaltsstoffe. Daher können diese im Darm leichter aufgenommen werden (sehr gute Bioverfügbarkeit). Zudem wird Dinkel (ähnlich wie Hirse) neutral bis basisch verstoffwechselt (s. S. 62).

Heilrezepte und Anwendungen mit Weizen und Dinkel

Weizen- oder Dinkelgrassaft zur Immunstärkung, Zellregeneration, Entgiftung, Entzündungshemmung usw. → s. S. 109 ff.

Weizenkeimöl (innerlich) bei Herzbeschwerden, hohem Cholesterinspiegel, Augenerkrankungen (v. a. Grauer Star und Makuladegeneration)

Weizenkeimöl ist ein ausgezeichneter natürlicher Lieferant von Vitamin E und Linolsäure. Es wirkt vor allem zellschützend, entzündungshemmend, abwehrstärkend und cholesterinspiegelsenkend.
Anwendung: Verwenden Sie täglich ca. 1 EL hochwertiges kaltgepresstes, unerhitztes Weizenkeimöl in Salaten oder anderen Speisen (z. B. Gemüse- oder Nudelgerichte).

Weizenkeimflocken zur Stoffwechselanregung, als Nerven- und Gehirnnahrung, für Herzschutz, Kräftigung und Immunstärkung

Weizenkeime enthalten wertvolle essenzielle Aminosäuren, ungesättigte Fettsäuren, Lezithin, Vitamine, Mineralstoffe und Spurenelemente in viel höherer Konzentration als das restliche Getreidekorn. Im Vollkornbrot oder in Vollkorngetreideflocken sind die Keime (im Gegensatz zu Weißmehlprodukten) generell mit enthalten und in diesem natürlichen Verbund auch am besten vom Körper verwertbar. Getrocknete Weizenkeimflocken (Bioquali-

tät) sind eine einfache und natürliche Nahrungsergänzung bei erhöhtem Bedarf (z. B. während und nach Krankheiten oder in der Schwangerschaft).
Anwendung: Täglich 3–4 TL Weizenkeimflocken in Müsli, Getreidebrei, Joghurt oder Säfte eingerührt verzehren.

Weizenkleie bei Darmträgheit, hohem Cholesterinspiegel und Herz-Kreislauf-Beschwerden. Anwendung wie → Haferkleie, s. S. 48 f.

Weizentee bei Unruhe, Herzklopfen und Schlafstörungen

Bei Unruhezuständen und Schlafstörungen wird nach der chinesischen 5-Elemente-Lehre täglich ½ l von diesem beruhigenden Tee empfohlen.
Zubereitung: 100 g Bio-Weizenkörner 30 Min. in 1 l Wasser kochen, die Körner abseihen (für eine Mahlzeit aufbewahren) und den Tee mit Gerstenmalz oder Honig süßen.

Dinkelkur bei Migräne, Allergien und Darmproblemen

Die Dinkelkur ist fettarm, ballaststoffreich und basenbetont. Sie wird in der Naturheilkunde bei chronischen Kopfschmerzen und Migräne sowie zur Umstimmung der Darmflora bei Stoffwechselstörungen eingesetzt und eignet sich auch als Frühjahrskur. Wichtig ist, dabei reichlich zu trinken (ca. 3 l/Tag: Kräutertee, Fencheltee, Wasser, verdünnte Obstsäfte) und sich täglich mindestens eine Stunde an der frischen Luft zu bewegen.
Durchführung: 7 bis 10 Tage lang wird 3-mal am Tag Dinkel in jedweder Form verzehrt, dazu Gemüse, Obst und Salate (möglichst abwechslungs-

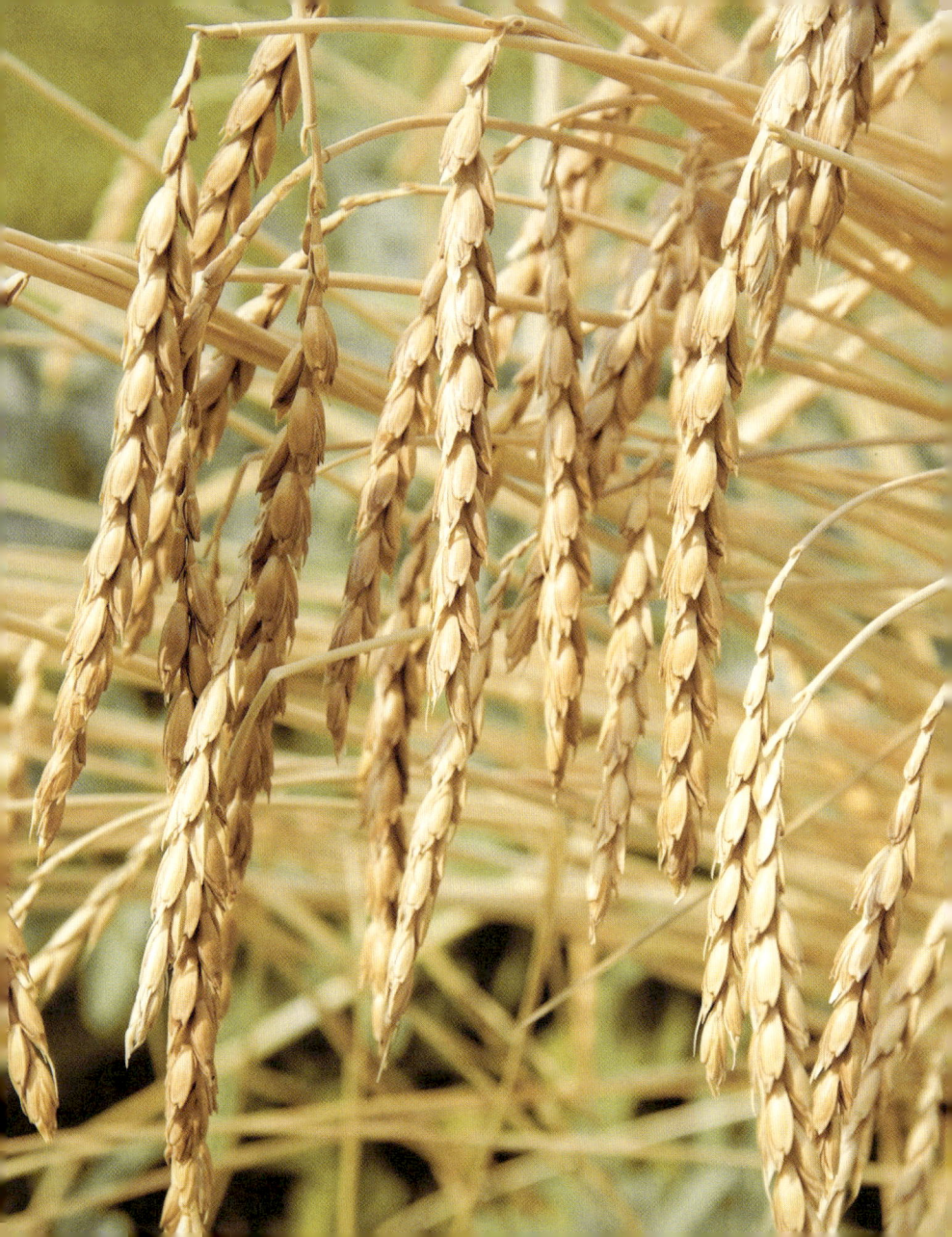

reich), sonst jedoch nichts, außer natürlich etwas Butter oder Margarine aufs Brot. Bei der Dinkelkur nach Hildegard von Bingen ist auch etwas Frischkäse erlaubt, die Dinkelkur in der heutigen Naturheilkunde verzichtet jedoch auf tierisches Eiweiß.

Tagesplan für die Dinkelkur (Rezepte s. unten und im Rezeptteil)
Morgens: Dinkelschrotbrei, Dinkelflocken oder Dinkelbrötchen mit Butter, frisches Obst (z. B. ein geraffelter Apfel), Dinkelkaffee oder Kräutertee
Mittags: gekochte Dinkelkörner, Dinkelnudeln oder -spätzle, Gemüse, Salat und/oder frisches Obst
Abends: Dinkelschrotbrei, Dinkelfastensuppe, Dinkelbrot, Gemüse, Salat

Dinkelschrotbrei für die Dinkelkur und zur Verdauungsförderung

Dieser Brei (Hildegard von Bingens »Habermus«) ist sehr lecker und könnte auch nach der Kur zum Lieblingsfrühstück für die ganze Familie werden.
Zubereitung: 1 Tasse Dinkelschrot (oder -flocken) in 2–3 Tassen Wasser einrühren und aufkochen, dabei ständig rühren. Mit 1–2 Msp. Zimt und/oder den »Hildegardgewürzen« Bertram und Galgant (aus dem Reformhaus) würzen und weitere 5–10 Min. kochen. Zum Schluss einen grob geraffelten Apfel roh unterrühren oder kurz mitdünsten und bei Bedarf mit 1 TL Honig süßen. 1 TL süße gehackte Mandeln und 1 TL Flohsamen (aus dem Reformhaus oder der Apotheke) darüberstreuen und evtl. mit frisch gepresstem Zitronensaft abschmecken.

10 Schon Hildegard von Bingen wusste um die positiven
gesundheitlichen Wirkungen des Dinkels.

Dinkelfastensuppe für die Dinkelkur oder bei Magen-Darm-Störungen

300 g geputztes Gemüse (Karotten, Sellerie, Fenchel, grüne Bohnen, Petersilienwurzel) klein schneiden, mit wenig Wasser gar dünsten und pürieren. 2 EL Dinkelgrieß in 1 l Wasser einrühren und aufkochen, Gemüse hineinrühren und kurz aufkochen. Mit etwas Meersalz, gehackten Kräutern (Petersilie, Liebstöckel, Beifuß) sowie der *Hildegard-Gewürzmischung* (Reformhaus) würzen.

Hildegard von Bingens Dinkel-»Nervenkekse«
für Energie und Heiterkeit

Diese weihnachtlich schmeckenden Kekse stärken die Nerven und geben Energie. Für die Dinkel-Fastenkur sind sie jedoch nicht vorgesehen.
Zubereitung: 300 g feines Dinkelvollkornmehl werden mit 125 g Butter, 75 g Zucker oder Honig, 100 g gemahlenen süßen Mandeln, 1 Ei, 10 g Zimt, 10 g Muskat, 3 g gemahlenen Nelken und einer Prise Salz unter Zugabe von etwas Wasser zu einem Teig verknetet. Diesen dünn ausrollen, beliebige Kekse ausstechen und im Backofen bei 180 °C ca. 10 Min. backen.

> **Tipp:** Viele Heildiäten mit Dinkel findet man in dem Buch *Die Ernährungstherapie der heiligen Hildegard* von Dr. Wighard Strehlow. Der Autor leitet das »Kurhaus Hildegard« in Allensbach am Bodensee (Hildegard-Zentrum), in dem diverse Dinkelkuren unter fachmännischer Anleitung durchgeführt werden können.

Kleiebäder und -umschläge bei unreiner,
trockener, entzündeter Haut

1–2 Tassen Weizenkleie in ein Säckchen oder einen Strumpf füllen, fest verschließen und beim Einlaufen des Wassers in die Badewanne unter den
Strahl hängen, anschließend ausdrücken. Bei *trockener Haut* können zusätzlich noch 2 Tassen Milchpulver zugefügt werden. 1- bis 2-mal wöchentlich
anwenden. Für Umschläge siehe unter Haferstrohbad auf S. 51 f.

Kleie-Packungen zur Hautreinigung und -pflege

Für eine reinigende Packung *für fettende und unreine Haut* 4 EL Weizenkleie mit dem Mixer pulverisieren und mit Kamillentee zu einem dicken Brei
verrühren. Auftragen und einwirken lassen, bis die Masse eingetrocknet ist.
Dann vorsichtig erst warm, dann kalt abspülen.
Für eine klärende und beruhigende Packung *für normale oder Mischhaut*
4 EL pulverisierte Kleie mit 1 Eigelb, 1 TL Honig und etwas heißer Milch zu
einem Brei verrühren, auftragen, ca. 20 Min. einwirken lassen, abwaschen.

Kleie-Peeling zur Klärung von fettiger und unreiner Haut

1 EL Weizenkleie mit 2 EL warmem Wasser zu einem dicken Brei verrühren,
auftragen, kurz einwirken lassen, dann vorsichtig abrubbeln. Maximal 1-mal
wöchentlich anwenden. *Wichtig:* Die zarte Augen- und Mundpartie sowie
der Hals werden bei Peelings grundsätzlich ausgespart!

Reichhaltiges Körperpflegeöl für trockene Haut

10 ml Weizenkeimöl, 20 ml Jojobaöl und 20 ml Sesamöl mit einigen Tropfen eines ätherischen Duftöls nach Wahl aus dem Bioladen (z. B. Rose, Lavendel, Geranie) sehr gut mischen und in ein Fläschchen füllen. Kühl und dunkel lagern. Nach dem Duschen bzw. Baden oder als Massageöl in die abgetrocknete Haut einmassieren.

Weizenkeimöl-Bad bei trockener Haut

1–2 EL Weizenkeimöl ins Badewasser geben. *Vorsicht:* Rutschgefahr!

Weizenkeimöl-Packung gegen Falten und trockene Haut

Für eine Packung *gegen Falten am Hals* 3 TL Weizenkeimöl und 3 TL Honig leicht erwärmen, vermischen und mit einem breiten Pinsel auf die Haut am Hals auftragen, mit einem feuchten Tuch bedecken und 1 Std. einwirken lassen. Danach nicht abwaschen. 1-mal wöchentlich anwenden.
Für eine *Haarpackung gegen trockenes Haar* 2 TL Weizenkeimöl auf die frisch gewaschene Kopfhaut und ins Haar einmassieren, mit einer Duschhaube abdecken und ca. 20 Min. einwirken lassen, dann ausspülen.

Weizenkeimöl pur bei Hautentzündungen und Hämorrhoiden

Der hohe Vitamin-E-Gehalt im Weizenkeimöl wirkt entzündungshemmend und hautpflegend und hilft z. B. auch gut gegen schmerzende Hämorrhoiden, indem die entsprechenden Stellen mit einem mit Weizenkeimöl getränkten Wattebausch mehrmals täglich betupft werden.

Körnerkissen zum Wärmen oder Kühlen bei Schmerzen, Prellungen

Getreidekörner können Wärme bis zu zwei Stunden speichern und sind ein idealer Ersatz für Wärmflaschen. Mit Dinkel-, Weizen- oder Hirsekörnern gefüllte Kissen gibt es im Versandhandel oder in Reformhäusern in verschiedenen Größen, Farben und Formen zu kaufen, u. a. als entspannende Augenkissen (s. S. 66), als Wärme- oder Kältekissen bei Schmerzen und Verspannungen (in Schulter, Nacken, Knie), als Kuscheltiere für Kinder und Säuglinge (bei Blähungen, Ohrenschmerzen, Bauchschmerzen).

Herstellung: Ganze gereinigte Dinkel-, Weizen- oder Hirsekörner in ein Stoffsäckchen geben und dieses gut vernähen. Die Füllung sollte nach zwei Jahren ausgetauscht werden.

Anwendung: Als *Wärmekissen* im Backofen auf einem Teller 10 Min. bei maximal 100 °C (oder für 90 Sek. in der Mikrowelle bei max. 800 Watt) erhitzen, dann auf die wärmebedürftige Stelle legen.

Für den Einsatz als *Kältekissen* (z. B. bei Prellungen) einfach vor der Anwendung 15 Min. in einer Plastiktüte ins Tiefkühlfach legen.

Getreiderohkost – die lebendige Kraft des vollen Korns

Die Heilkraft der Rohkost

Rohkost ist die natürlichste, lebendigste und vitalstoffreichste Nahrung. Die meiste Zeit in der Entwicklungsgeschichte (mindestens vier Millionen Jahre) ernährten sich die Menschen von Rohkost und unverarbeiteter Nahrung. Auch Getreide und selbst Fleisch wurde bis zur Zeit der Jäger und Sammler noch vorwiegend roh verzehrt. Jegliche Denaturierung der Nahrung (z. B. durch Hitzeeinwirkung, künstliche Konservierungs- und Zusatzstoffe, Isolierung einzelner Nahrungsbestandteile usw.) stellt im Grunde für unseren Stoffwechsel eine Herausforderung dar, an die er nicht richtig angepasst ist und die ihn auf Dauer (vor allem bei großen Mengen) überlastet. Eiweiß denaturiert ab 40 °C und ist dann für unseren Körper nicht mehr richtig zu verstoffwechseln, viele andere wichtige Vitalstoffe werden ebenfalls durch Hitze zerstört, insbesondere auch die Enzyme. Sie sind wichtige Stoffwechselkatalysatoren und steuern zahlreiche chemische und biologische Prozesse in unserem Körper. Viele Ärzte und Wissenschaftler erkannten den Heilwert der Rohkost (z. B. Dr. Bircher-Benner, Dr. Evers, Prof. Dr. Eppinger, Dr. R. Dahlke, Prof. Dr. Kollath, C. Opitz, Prof. Dr. Leitzmann).

Es gibt unterschiedliche Rohkost-Heildiäten, die alle fast ausschließlich vollwertige, rohe »Lebens«-Mittel enthalten, teilweise auch in geringer Menge von tierischer Herkunft (Milch, Eier, Fleisch, Fisch). Einige beziehen neben gekeimtem, rohem Getreide auch Vollkornbrot in den Speiseplan mit ein.

*Getreiderohkost –
die lebendige Kraft
des vollen Korns*

Die *Evers-Diät* nach dem Arzt *Dr. Evers,* die vor allem große Erfolge bei der Behandlung von Multipler Sklerose erzielt, besteht z. B. ausschließlich aus Früchten, Gemüse, Nüssen, Haferflocken, gekeimtem Getreide, Vollkornbrot, Butter, Rohmilch, Ei sowie Bienenhonig (bis auf das Brot alles in roher Form). Rohkost ist eine hervorragende Heilnahrung und viele Ernährungskonzepte, die Erfolg bei schweren chronischen Erkrankungen aufweisen, basieren auf einem hohen Anteil an unverarbeiteter Nahrung. Als Dauerernährung ist reine Rohkost jedoch für die meisten Menschen nicht geeignet, vor allem wegen des zu geringen Kaloriengehaltes und der kühlenden Wirkung.

Die wichtigsten gesundheitlichen Vorteile von Rohkost sind:

- Die hitzeempfindlichen Vitamine, Enzyme und sekundären Pflanzenstoffe (u. a. krebshemmend, entzündungshemmend, cholesterinspiegelsenkend) bleiben voll erhalten und wirksam.
- Der Blutzuckeranstieg ist geringer als bei gekochter Nahrung (besonders wichtig gegen Übergewicht und Diabetes).
- Trotz geringen Kaloriengehaltes ist Rohkost sehr sättigend.
- Studien haben gezeigt, dass Rohkost sicherer vor Schlaganfällen und Krebs schützt als erhitztes Obst und Gemüse.

Frischkornbrei – das rohe Müsli gegen Zivilisationskrankheiten

»Getreide roh, geht denn das?«, fragen sich vielleicht manche. Ja, es geht sogar gut, einfach und lecker, und zwar in Form von Frischkornbrei, Keimlingen

Getreiderohkost –
die lebendige Kraft
des vollen Korns

und Grassäften! Getreidebreie – roh oder erhitzt – sind übrigens die älteste und ursprünglichste Art der Getreidezubereitung. Der unerhitzte Getreidebrei (Frischkornbrei genannt) hat den großen Vorteil, dass sämtliche Vitamine, Enzyme und sekundäre Pflanzenstoffe erhalten bleiben, die beim Kochen und Backen durch die Hitzeeinwirkung verloren gehen. Vor allem die Aminosäuren sind unerhitzt viel wertvoller und sogar Ballaststoffe sind ohne Erhitzen wirksamer, da sie dann ein höheres Wasserbindungsvermögen haben. Frischkornbrei enthält somit den uneingeschränkten Nährstoffreichtum des vollen Korns und versorgt den Körper mit vielen wichtigen Vitalstoffen. Ein weiterer Vorteil ist, dass der Anstieg der Blutzuckerkurve nach einer Frischkornmahlzeit deutlich langsamer und niedriger ausfällt als bei einem normalen Frühstück. *Prof. Kollath* und *Dr. M. O. Bruker (1909–2001)* empfehlen eine tägliche Menge von etwa drei Esslöffeln rohem (d. h. eingeweichtem oder angekeimtem) Vollgetreide, um zahlreiche Zivilisationskrankheiten zu verhüten oder zu heilen.

Frischkornbrei nach Kollath und Bruker

Die Zubereitung ist ganz einfach, man benötigt dazu nur eine Getreidemühle oder eine alte Kaffeemühle. Man kann auch eine Flockenquetsche verwenden, wenn man es lieber flockig mag. Die Getreidekörner sollten sehr frische, keimfähige Bioqualität besitzen (z. B. Sprießkorngetreide). Für den Frischkornbrei eignen sich Weizen, Dinkel, Nackthafer, Hirse, Nacktgerste und Roggen. Pro Person werden ca. 3 EL Körner (eine oder auch zwei bis drei Sorten gemischt) in der Getreide- oder Kaffeemühle grob geschrotet oder mit der Flockenquetsche zu frischen Flocken gepresst (wichtig: immer

Getreiderohkost –
die lebendige Kraft
des vollen Korns

frisch herstellen, nicht auf Vorrat!). Der Schrot wird dann mit kaltem, unge-
kochtem Wasser zu einem Brei verrührt und über Nacht eingeweicht. Hafer
bildet eine Ausnahme, er wird nur ½–1 Std. eingeweicht. Erst nach der Einweichzeit bzw. kurz vor dem Verzehr werden die anderen Zutaten je nach
Geschmack dazugemischt, und zwar:

- zerkleinertes frisches und/oder getrocknetes Obst (z. B. geraffelter Apfel,
  Banane, Aprikosen, Rosinen, Datteln, Feigen)
- Samen und Nüsse (z. B. Leinsamen, Mandeln, Sonnenblumenkerne)
- 1 EL Sahne (bzw. Getreide- oder Sojamilch bzw. -sahne)
- Gewürze (Zimt, Zitronensaft).

Tipp: Ein geriebener Apfel macht den Frischkornbrei luftig und saftig,
sodass dann eine Zugabe von Sahne oder Milch nicht mehr nötig ist.

Frischkornmüsli nach Dr. Evers

Diese Variante mit angekeimten Körnern wirkt besonders vitalisierend und
regenerierend. Das Müsli war wichtiger Bestandteil einer speziellen Frisch-
kosttherapie, mit der der Arzt Dr. Evers in einer Spezialklinik ab 1940 über
12 000 Patienten mit Multipler Sklerose erfolgreich behandelte (s. auch S. 95).
Noch heute wird diese Diät leicht abgewandelt in der *Klinik Dr. Evers* in Sun-
dern (Sauerland) durchgeführt.
Zubereitung: 3 EL keimfähiger Weizen oder Roggen werden in einer Schüssel mit kaltem Wasser 12 Std. oder über Nacht eingeweicht und morgens

*Getreiderohkost –
die lebendige Kraft
des vollen Korns*

in einem Sieb mit fließend kaltem Wasser gespült und wieder (ohne Wasser) in die (ausgespülte) Schüssel gegeben. Bis zum nächsten Morgen bleiben sie trocken bei Zimmertemperatur stehen und werden dann wieder wie am Tag zuvor gespült. Das Ganze muss etwa drei Tage wiederholt werden, bis sich ein kleiner Keim zeigt (3 mm). Dann noch einmal gut durchspülen und die Getreidekeime mit den Zutaten wie im Frischkornrezept auf S. 97 zubereiten.

Getreidekeimlinge – lebendiger geht's nicht!

Rohes Obst, Gemüse und Salat ist gesund und vitaminreich, aber nicht immer und überall ausreichend oder in guter Qualität (z. B. ohne Düngerrückstände) verfügbar. Mit selbst gezogenen Keimlingen kann man seine Vitamin- und Rohkostversorgung problemlos sichern, außerdem sind diese noch »lebendiger« und frischer als jede andere Rohkost. Denn Obst, Gemüse oder Salate befinden sich (selbst wenn sie gerade frisch geerntet wurden) nicht mehr im Wachstums-, sondern im Abbauprozess. Sprossen jedoch wachsen praktisch noch im Mund weiter, natürlich nur, bis sie zerkaut werden. Sie stecken somit voller Lebenskraft und sind die lebendigste Rohkostnahrung, die es gibt. Sprossen bzw. Keimlinge sind eine geniale Überlebensnahrung, denn sie sind äußerst vitalstoffreich, nahezu frei von schädlichen Umweltgiften, preiswert, gut zu lagern, praktisch immer verfügbar und ganz einfach selbst zu Hause herzustellen. Die Sprossenzucht ist keine moderne Erfindung, Sprossen sind seit jeher in vielen Völkern ein hoch geschätztes Lebensmittel. In China ist z. B. schon seit vielen tausend Jahren der Gesund-

Getreiderohkost –
die lebendige Kraft
des vollen Korns

heitswert der Sojabohnen- und Mungosprossen bekannt und alte Bergvölker wie die Azteken oder die Inkas keimten Getreidekörner und andere Samen für ihre tägliche Ernährung. Für frühere Weltumsegler oder Entdecker waren gekeimte Körner auf langen Schiffsreisen wichtige Überlebensmittel (s. S. 14). Auch in der Brauerei bei der Malzherstellung (Mälzen) hat das Keimen von Getreide eine lange Tradition.

Inhaltsstoffe und positive Wirkungen auf die Gesundheit

Durch den Keimprozess erhöht sich der Anteil an gesundheitsfördernden Inhaltsstoffen des Getreidekorns und alle Stoffe werden in eine leichter aufnehmbare Form umgewandelt:

- Der Vitamin-, Enzym- und Ballaststoffanteil sowie der Wasseranteil erhöht sich enorm (um bis zu 500 %!).
- Vitamin C und D, Chlorophyll und Cholin werden neu gebildet.
- Eiweiße werden in Aminosäuren zerlegt und dadurch leichter verdaulich (alle lebenswichtigen Aminosäuren sind vorhanden).
- Komplexe Kohlenhydrate werden durch Enzymaktivitäten teilweise zu Einfachzuckern abgebaut.
- Auch Phytinsäure wird teilweise abgebaut, wodurch sich die Bioverfügbarkeit der Mineralstoffe stark erhöht: Sprossen und Weizengras sind z. B. die besten pflanzlichen Quellen für Kalzium, sie enthalten sogar bis zu 11-mal so viel Kalzium wie Milch!
- Alle Getreidekeimlinge wirken im Organismus sehr basisch.

Getreiderohkost –
die lebendige Kraft
des vollen Korns

Getreidekeimlinge und Grassäfte sind daher eine ausgezeichnete Heil- und Vitalisierungsnahrung und es lohnt sich, sie in den Speiseplan aufzunehmen. Sie wirken u. a.

- aufbauend und vitalisierend
- antioxidativ und krebsvorbeugend
- darmfloraunterstützend und verdauungsfördernd
- entzündungshemmend
- gefäßstabilisierend
- immunstärkend.

Aber sie sind nicht nur gesund, sondern schmecken auch hervorragend. Gekeimte Getreidekörner haben entweder ein süßlich-mildes (besonders Dinkel und Weizen) oder ein leicht herbes Aroma (wie Gerste und Hirse) und lassen sich in der Küche vielseitig für süße und pikante Gerichte einsetzen (z. B. in Salaten, im Müsli, in Bratlingen und Fladen, in Gemüsegerichten). Außer aus Getreidekörnern kann man Keimlinge natürlich aus sehr vielen anderen Samen züchten. Es eignen sich z. B. Mungobohnen, Bockshornklee, Radieschen, Brokkoli und Linsen. In Reformhäusern und Bioläden gibt es auch viele fertige Saatenmischungen zum Keimen.

Getreidekeimlinge ganz einfach selbst ziehen

Am besten eignet sich Sprießkorngetreide (im Reformhaus erhältlich), weil es definitiv keimfähig ist. Ansonsten müssen Sie genau auf die Qualität achten, um sicherzugehen, dass das gekaufte Getreide auch keimt. Nur die ungeschälten Körner sind keimfähig, bei Hafer also nur Nackt- oder Sprießkorn-

11 Getreidekeimlinge sind wahre Nährstoff-»Bomben«.

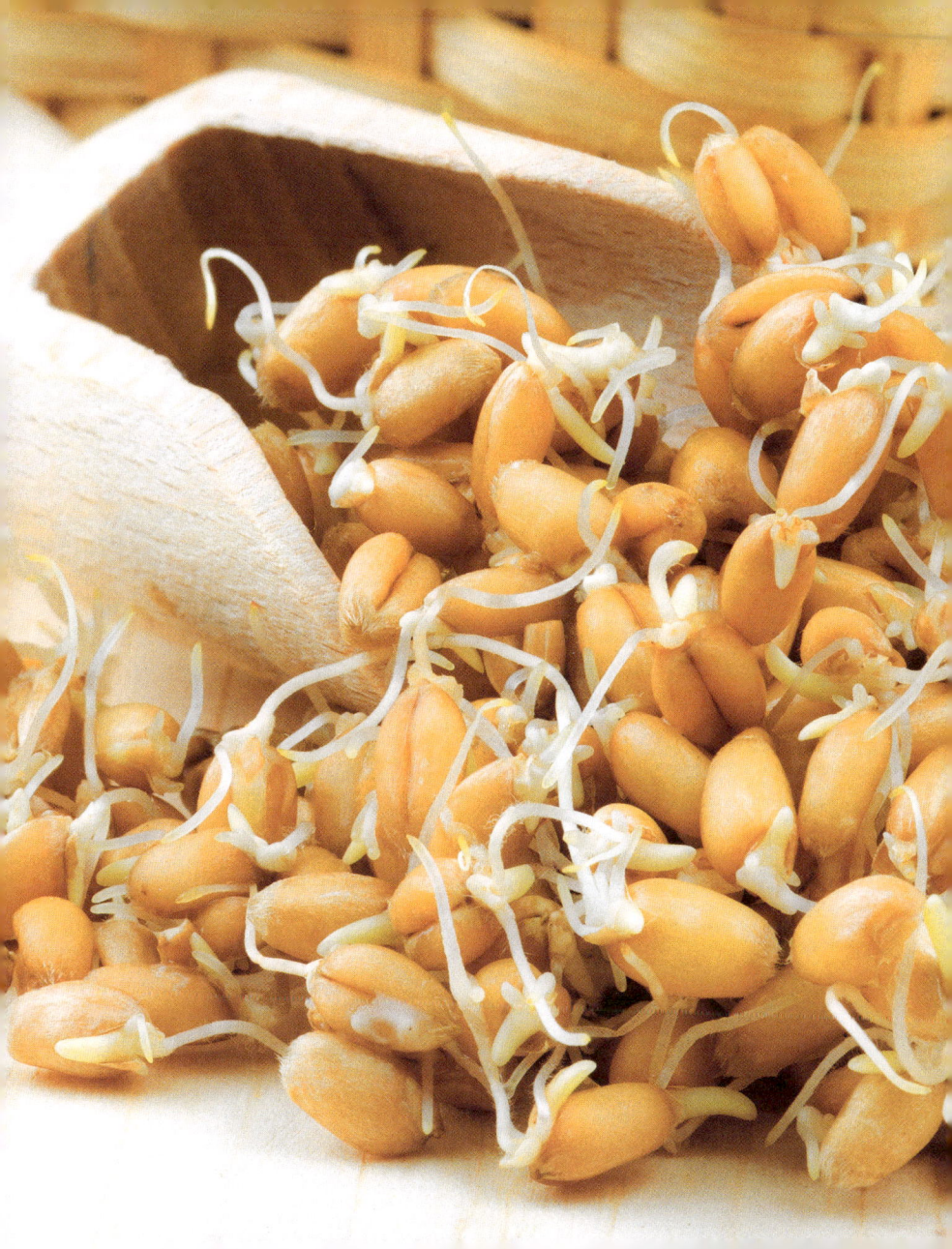

Getreiderohkost –
die lebendige Kraft
des vollen Korns

hafer, bei Gerste und Dinkel ebenso. Auch normaler (Bio-)Weizen könnte keimen. Hirse muss ungeschält und mit dem Zusatz »keimfähig« versehen sein. Am Anfang nehmen Sie am besten Sprießkornweizen, er keimt leicht, Gerste und Hirse dagegen relativ schwer. Die Zimmertemperatur beim Keimen sollte um die 20 °C betragen. Und so geht's:

- *Keimen mit Keimgerät:* Am einfachsten geht das Keimen mit speziellen Keimgeräten aus Plexiglas, die aus drei gerillten oder gelochten Keimschalen, einer Auffangschale und einem Deckel bestehen. Ideal ist der *Biosnacky-Sprossengarten* von der *Firma A. Vogel,* denn er eignet sich gleichzeitig auch gut für Grünkräuter bzw. Getreidegras (Bezugsadresse im Internet: www.avogel.de). Die abgespülten Körner (Einweichen ist nicht nötig) gleichmäßig in dünner Schicht in den Schalen verteilen und 2- bis 3-mal täglich mit Leitungswasser spülen, dabei das Wasser aus der Auffangschale weggießen und die Schale ausspülen.

- *Keimen mit Einmachglas oder Schälchen:* Auch ohne zusätzliche Anschaffungen lassen sich zu Hause problemlos Sprossen züchten, und zwar in einem einfachen Einmachglas oder in einem Schälchen aus Porzellan oder Glas (es gibt natürlich auch spezielle Gläser zur Sprossenzucht mit feinmaschigem Schraubdeckel zu kaufen). Die Getreidekörner (außer Hafer) 8–12 Std. in Leitungswasser einweichen. Das Einmachglas erst mit etwa einer Tasse eingeweichten Körnern und dann mit Wasser füllen und mit einem Stoff (Gaze, Mull, Geschirrtuch) oder einem Fliegengitter abdecken. Dieses mit einem Gummiring befestigen, dann das Wasser wieder abgießen und anschließend auf den Kopf und leicht schräg aufgestellt stehen lassen, damit das Restwasser abfließen kann. *Wichtig:* Regelmäßig 2- bis 3-mal täglich mit kühlem Leitungswasser spülen! Wenn Sie ein

Getreiderohkost –
die lebendige Kraft
des vollen Korns

Schälchen zum Keimen verwenden wollen, müssen die Samen zum Spülen in ein Sieb gelegt werden. Das Wasser muss hierbei äußerst gründlich abtropfen, da es im Schälchen später nicht abfließen kann und es dadurch zu Fäulnis oder Schimmel kommen könnte.

- *Ernten:* Der Keimprozess dauert etwa drei Tage. Wenn der Keim etwa so groß ist wie das Korn, kann »geerntet« werden. Sie erhalten ungefähr doppelt so viel, wie Sie gesät haben (1 Teil Samen = 2 Teile Keimlinge). Es kann sein, dass sich feine Haarwürzelchen bilden, diese sind ungefährlich und nicht mit Schimmel zu verwechseln! Sollte sich jedoch echter Schimmel bilden, muss alles weggeworfen werden. Haben Sie mehr, als Sie gleich verzehren können, können die Sprossen auch im Kühlschrank aufbewahrt werden, dort wachsen sie langsamer, müssen aber ebenfalls regelmäßig gespült werden. *Wichtig:* Vor dem Verzehr die Sprossen sehr gründlich unter fließendem Wasser abspülen, um unerwünschte Keime (Bakterien) zu reduzieren.

Gesundheitsrezepte mit Keimlingen

Aus der Vielzahl der leckeren Getreidesprossenrezepte (die natürlich alle sehr gesund sind) finden Sie hier eine kleine Auswahl als »Appetitmacher« und zur Anregung für eigene Kreationen:

Essener Brot (Rohkostbrot aus Keimlingen)

Essener Brot ist ein sehr gesundes, Basen bildendes Rohkostbrot, das es in verschiedenen Variationen im Naturkostladen oder über das Internet zu kaufen gibt (z. B. bei www.essener-brot.de, www.essener-brot.com oder

Getreiderohkost –
die lebendige Kraft
des vollen Korns

www.lebenskeimbrot.de). Benannt ist das Brot nach den Essenern, einer jüdischen Glaubensgemeinschaft aus dem 2. Jahrhundert v. Chr., die damals gekeimtes Getreide quetschten und anschließend auf heißen Steinen trockneten.

Hier ist das Grundrezept für eine einfache Fladenform, die leicht herzustellen und geschmacklich vielseitig abwandelbar ist: 200 g von 2 Tage angekeimten Körnern (Weizen, Dinkel oder Roggen) mit ca. 100 ml Wasser im Mixer zerkleinern, überschüssiges Wasser abseihen. Dann ca. 30 g frisch gemahlenes Vollkornmehl (Buchweizen oder Dinkel) untermengen und nach Geschmack mit Kümmel, Fenchel, Anis und einer Prise Meersalz würzen. 30 Min. ruhen lassen, dann 3 EL Leinsamen unterrühren. Ein Backblech mit Olivenöl bestreichen und den Teig in Fladenform darauf verteilen und bei 40–50 °C ca. 10 Std. im Ofen trocknen. *Wichtig:* Die Ofentür muss einen Spaltbreit offen bleiben, damit das Brot nicht wärmer wird als 40 °C und seine Rohkostqualität behält! Alternativ kann man das Brot auch einfach in der prallen Sonne trocknen lassen oder (dann ist es jedoch kein Rohkostbrot mehr) bei 90 °C ca. 30 Min. backen. Als Variation kann man auch etwas sehr fein gehackte Zwiebel, Kräuter oder fein geriebenes Gemüse (Möhren) unter den Teig mischen. Das Essener Brot ist etwa eine Woche haltbar, im Sommer sollte es im Kühlschrank aufbewahrt werden.

Gemischter Salat mit Dinkelsprossen

¼–½ Salatgurke, 2 Tomaten, 1 Apfel und 1 Avocado würfeln bzw. klein schneiden und mit einigen Salatblättern und ½ Tasse Dinkelsprossen vermengen. Dazu passt ein Dressing aus 2 EL Sonnenblumen- oder Weizenkeimöl, 1 EL Obstessig und Salatkräutergewürz.

Getreiderohkost –
die lebendige Kraft
des vollen Korns

Sprossenmüsli

Auch im Müsli machen sich Sprossen hervorragend. Dieses Müsli schmeckt lecker und versorgt den Körper mit jeder Menge Mineralstoffen, Vitaminen und Ballaststoffen: 1 Tasse Weizen- oder Dinkelsprossen, 1 Tasse Haferflocken, 1 EL Hirseflocken, 1 EL Rosinen, 1 EL Sonnenblumenkerne (am besten gekeimt) mit 1 geriebenem Apfel und ½ Tasse Sahne, Getreide- oder Sojamilch mischen und evtl. mit etwas Honig süßen. Ergibt 2 Portionen.

Grassäfte – die grünen Lebenselixiere

Lässt man die Keimlinge weiter wachsen, wird der Spross zum Grashalm, der bei 10–15 Zentimeter Länge erntereif ist. Sehr viele Tierarten ernähren sich ausschließlich von Gras, und kranke Tiere (selbst Fleischfresser) machen, wenn möglich, eine »Grasdiät«. Weizengrassaft ist ein sehr altes Heilmittel, das z. B. schon die Kelten, die indianischen Schamanen sowie die Essener (s. S. 103 f.) nutzten. Lange Zeit wurde dieses alte Wissen verdrängt und erst vor ca. 50 Jahren von der amerikanischen Ärztin und Ernährungsberaterin *Dr. Ann Wigmore (1909–1994)* wieder bekannt gemacht. Sie hatte aufgrund einer eigenen Krebserkrankung und dem von ihrer Großmutter erworbenen Vorwissen über die Heilkraft der Gräser im Eigenversuch (nach Beobachtung ihres Hausaffen) die Weizengrassafttherapie erfolgreich zu ihrer vollständigen Heilung angewendet. Danach gründete sie das *Living-Food-Programm* und mehrere Gesundheitszentren. Diverse Wissenschaftler haben seither die Wirkungen und Inhaltsstoffe des grünen »Zaubersaftes« untersucht und seine positiven Wirkungen bestätigt.

105

Getreiderohkost –
die lebendige Kraft
des vollen Korns

Inhaltsstoffe und positive Wirkungen auf die Gesundheit

Getreidegräser bzw. Grassäfte sind ohne Übertreibung wahre »Medizinwunder« und enthalten Hunderte heilsamer Vitalstoffe wie Vitamine, Mineralstoffe, Spurenelemente, sekundäre Pflanzenstoffe, hochwirksame Enzyme und wertvolles, leicht verdauliches Eiweiß. Doch vor allem bestehen *bis zu 70 % aus Chlorophyll,* dem grünen Pflanzenfarbstoff aus Sonnenenergie. Chlorophyll ist chemisch verwandt mit unserem Blutfarbstoff Hämoglobin und fördert die Blutbildung, wirkt wundheilend, basisch, antibakteriell und krebshemmend. Der Saft ist reich an *hochwirksamen Aminosäuren,* die in biologisch optimal verwertbarer Form vorliegen. Außerdem enthält frisch gepresstes Weizengras so *viele Enzyme* wie kein anderes Lebensmittel! Enzyme sind lebenswichtige Stoffwechselkatalysatoren, die u. a. die Zellatmung, Blutbildung, Eiweiß- und Fettverdauung unterstützen sowie die Zellalterung verlangsamen. Ein Enzym im Weizengras ist sogar in der Lage, unsere DNS-Reparaturmechanismen anzuregen und kann so z. B. eine durch radioaktive Strahlung geschädigte Erbsubstanz regenerieren, krebshemmend wirken und dem Alterungsprozess entgegenwirken. Alle Vitamine und Mineralstoffe, die auch im Korn enthalten sind, finden sich im Gras in höherer Konzentration (s. Kasten rechte Seite), einige Vitamine (C, D und B12) entstehen auch neu. Grassäfte sind außerdem sehr gute *Cholinquellen* (Cholin wirkt u. a. gegen Alzheimer, Arteriosklerose, Nervenfunktionsstörungen, Leberstörungen) und sie enthalten viele *sekundäre Pflanzenstoffe und Antioxidantien* (für Zellschutz, Krebsschutz und Immunsystem). Grassäfte sind ausgezeichnete pflanzliche Quellen für Eisen, Kalzium, Magnesium, Zink und Vitamin D.

Getreiderohkost –
die lebendige Kraft
des vollen Korns

Grassäfte enthalten

- fast doppelt so viel Eiweiß wie Hühnerei
- etwa so viel Vitamin B12* wie Hühnerei oder Salami
- etwa doppelt so viel Vitamin D wie Lachs
- etwa doppelt so viel Vitamin C wie Orangen
- etwa 10-mal so viel Kalzium wie Milch
- 5- bis 10-mal so viel Folsäure wie Brokkoli
- bis zu 30-mal so viel Eisen wie Spinat.

*Vitamin B12: Grassäfte sind neben der Mikroalge Chlorella die reichhaltigste pflanzliche Vitamin-B12-Quelle für uns. Allerdings ist bis jetzt noch nicht eindeutig geklärt, ob der Körper es daraus in ausreichendem Maß aufnimmt.

Grassäfte sind (auch als Pulver) ideale natürliche Nahrungsergänzungsmittel, da sie im Gegensatz zu künstlichen Präparaten eine Mischung vieler wichtiger Inhaltsstoffe im natürlichen Verbund und in Rohkostqualität liefern und sehr gut vom Körper aufgenommen werden. Sie wirken

- blutbildend
- blutdruck- und blutzuckerregulierend
- durchblutungsfördernd
- entzündungshemmend
- cholesterinspiegelsenkend
- hautklärend und verjüngend
- herz- und leberstärkend
- hochgradig entsäuernd (basisch)

107

Getreiderohkost –
die lebendige Kraft
des vollen Korns

- entgiftend (auch zur Schwermetallausleitung)
- immunstärkend und leistungssteigernd
- mineralisierend und den Knochenaufbau fördernd
- stimmungsaufhellend und nervenberuhigend
- zellregenerierend und krebshemmend.

Grassäfte selbst herstellen – so geht's

Die Getreidegraszucht ist relativ einfach, auch ohne spezielles Zubehör. Es reicht schon ein großer Teller oder ein Blumentopf, aber am einfachsten geht es mit einem Keimgerät (z. B. dem *Biosnacky-Sprossengarten*). Am Anfang am besten *Sprießkornweizen* nehmen, denn er wächst so schnell, dass man fast zuschauen kann! Dinkel und Gerste keimen nicht ganz so leicht. Mit dem geernteten Gras verfahren Sie dann wie auf Seite 109 f. beschrieben.

- **Im Keimgerät:** Zunächst genauso vorgehen wie bei der Sprossenzucht (s. S. 100 f.). Relativ bald werden die ersten Wurzeln durch die Bodenlöcher kriechen, dann bitte für die Wurzeln (die die Pflanze ernähren) immer frisches Wasser in der Auffangschale belassen (trotzdem wie bei der Sprossenzucht regelmäßig spülen!). Geerntet wird nach etwa 10 Tagen, wenn das Gras ca. 10–15 cm hoch ist. Davor können Sie natürlich schon das eine oder andere Hälmchen bzw. Pflänzchen naschen, die übrigens besonders im Anfangsstadium des Wachsens zuckersüß schmecken. *Wichtig:* Wenn Sie mit der Grasernte zu lange warten, schmeckt der Saft etwas bitter und verliert an Inhaltsstoffen.
- **Auf dem Teller (ohne Erde):** Auf einem großen, flachen Teller, den Sie mit einem Stück Küchenkrepp oder einem dünnen Baumwolltuch auslegen,

Getreiderohkost –
die lebendige Kraft
des vollen Korns

die über Nacht eingeweichten Weizenkörner gleichmäßig in einer Schicht verteilen. Den Teller die ersten 2 Tage etwas abgedunkelt, danach an einen hellen Ort (gelegentlich gern auch in direkte Sonne) stellen. Die Körner bzw. später die Keimlinge und das Gras müssen mindestens 2-mal, besser 3-mal mit einer Blumenspritze besprüht werden *(wichtig: feucht halten, aber nicht nass!).* Die Ernte erfolgt ebenfalls nach etwa 10 Tagen, evtl. sogar etwas eher, weil das Gras weniger Nährstoffe zur Verfügung hat.

- **Im Blumentopf (mit Erde):** Anzucht mit Erde ist besonders günstig, da die Gräser die vielen Mineralstoffe aus der Erde aufnehmen können. Dazu benötigen Sie unbehandelte, gute Erde (z. B. Gartenerde). Einen normalen Blumentopf oder eine flache Pflanzschale mindestens 3 cm hoch mit der Erde befüllen und die vorher 24 Std. lang eingeweichten Körner darauflegen. Leicht andrücken, besprühen, mit Folie abdecken und 3 Tage lang dunkel stellen. Dann die Folie entfernen, an einen hellen Ort stellen und regelmäßig besprühen. Ebenfalls nach etwa 10 Tagen ernten.

Gesundheitsrezepte mit Grassäften

Frisches Getreidegras zur innerlichen Anwendung
Frisches, selbst gezogenes Getreidegras kann mit einer speziellen Weizengrassaftpresse oder mit einer Beerenpresse ausgepresst werden. *Wichtig:* Keinen normalen Entsafter verwenden, er würde einige der empfindlichen Inhaltsstoffe zerstören! Sie können die Halme auch im Mixer pürieren (auch zusammen mit Obst oder Getreidekeimlingen) oder fein geschnitten wie Schnittlauch in Salaten oder aufs Brot essen. Wer keinerlei Geräte zur Hand hat, der kaut die frischen Halme einfach aus und schluckt den Saft hinunter.

Getreiderohkost –
die lebendige Kraft
des vollen Korns

Diese Variante eignet sich besonders bei Zahn- und Zahnfleischproblemen. Man kann den Saft pur trinken (langsam und schluckweise), mit Wasser oder frisch gepresstem Gemüse- und Obstsaft mischen (z. B. Sellerie, Möhre, Rote Bete, Apfel, Orange). Eine Grassaftkur (auch mit Pulver) ist bei allen gesundheitlichen Problemen empfehlenswert (auch für Kinder) und kann beliebig lange durchgeführt werden. *Wichtig:* Anfangs genügt (um zu starke Entgiftungsreaktionen des Körpers zu vermeiden) eine Trinkmenge von 2 TL, die man allmählich auf 150 ml/Tag steigert. Mehr ist nicht nötig.

Weizengrasauflagen und -spülungen bei Entzündungen

Für *Breiauflagen* bei schmerzhaften Muskel- und Gelenkentzündungen werden je 100 g Weizengras und Weizenkeime zusammen im Mixer püriert und gleich auf die entsprechende Stelle aufgetragen; ca. 15 Min. einwirken lassen, dann abwaschen. *Spülungen oder Einreibungen* mit Weizengrassaft (pur oder gemischt mit Kamillentee) helfen bei Zahnfleischentzündungen oder Parodontose (der Saft kann nach dem Spülen heruntergeschluckt werden).

Grassäfte in Pulverform oder Tabletten

Im Handel sind Dinkel-, Gersten- und Weizengras (seltener auch Haferoder Kamutgras) aus je 100 % Gras als Nahrungsergänzungsmittel in Pulveroder Tablettenform erhältlich. Dazu werden die Blätter der jungen Getreidepflanzen pulverisiert und gefriergetrocknet. Die Präparate sind nicht ganz so wertvoll und vitaminreich wie frisch gepresster Grassaft aus eigener Herstellung, aber dennoch ein wertvolles natürliches Nahrungsergänzungsmittel, das sehr praktisch ist für unterwegs, für Krankenhausaufenthalte oder für jeden, der selbst kein Getreidegras züchten kann oder will. Achten Sie bei den

12 Weizengras wirkt u. a. entzündungshemmend
und abwehrstärkend.

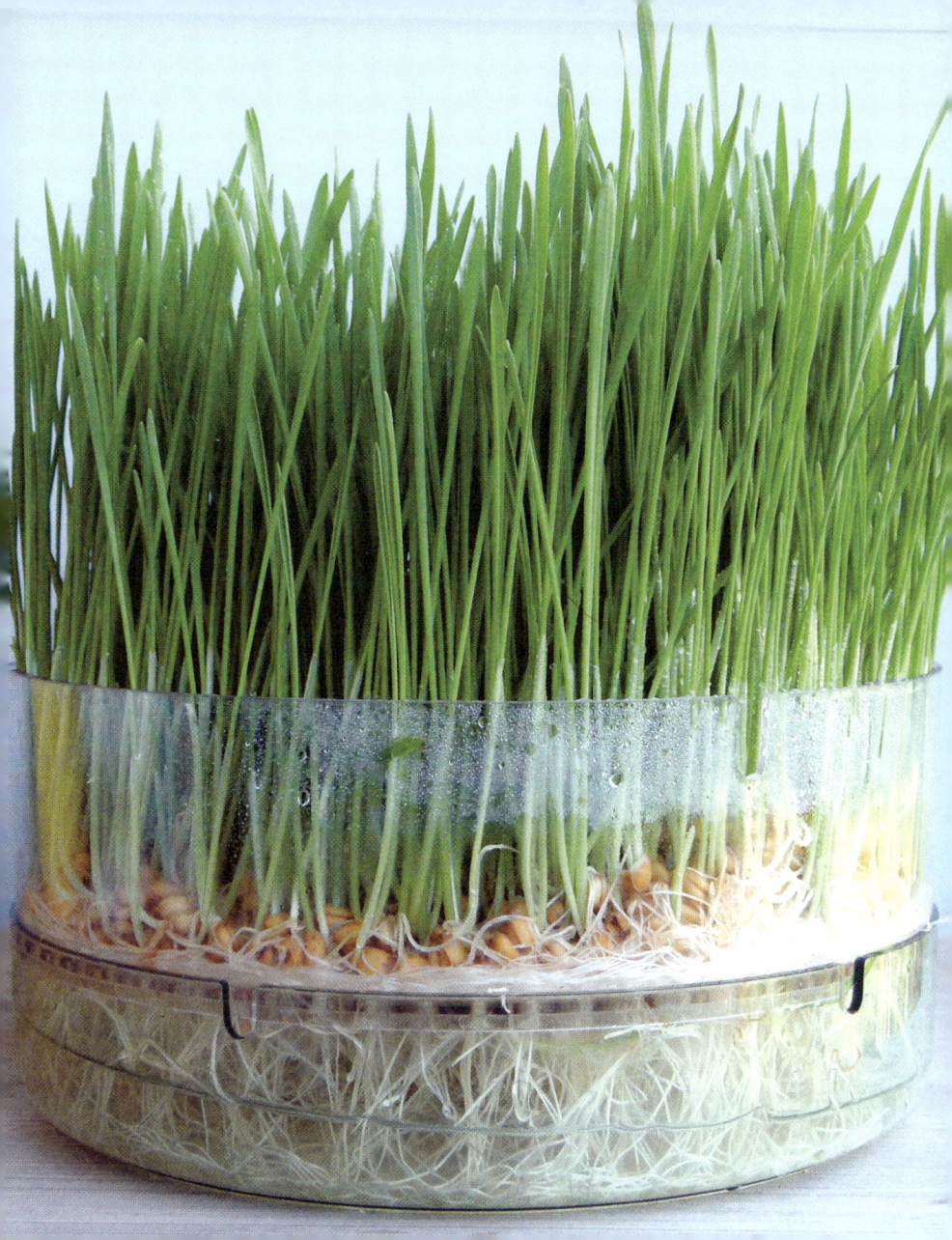

Getreiderohkost –
die lebendige Kraft
des vollen Korns

Präparaten unbedingt auf Bioqualität und Reinheit (ohne Zusätze!). Grassaftpulver können Sie auch selbst herstellen, indem Sie das geerntete Gras an einem dunklen, luftigen, warmen Ort (bei 30–40 °C) trocknen. Danach dunkel und trocken aufbewahren und kurz vor der Verwendung im Mixer pulverisieren.

Anwendung: 2- bis 3-mal täglich vor den Mahlzeiten 1 TL Graspulver in ca. 200 ml Wasser oder Saft gründlich verrühren und sofort trinken (schmeckt erfrischend, leicht herb, wie flüssiger Salat). Gerstengras schmeckt etwas herber und würziger als das eher mild-süßliche Weizen- und Dinkelgras.

Grüner Vitalstoff-Basentrunk zur Immunstärkung

Mischen Sie 100 ml Weizen- oder Gerstengrassaft mit ca. 200 ml frisch gepresstem Gemüsesaft aus Möhre, Apfel und Rote Bete und genießen Sie diesen Trunk 1-mal täglich langsam und schluckweise.

Fitnesssalat mit Champignons besonders für Knochen und Gelenke

Dieser Salat enthält alle Vitamine und Mineralstoffe, die für den Knochenaufbau wichtig sind, v. a. reichlich Kalzium und Magnesium, die Vitamine D, K und E sowie viele Enzyme.

Zubereitung: 150 g frische Champignons mit einer gehackten Zwiebel in Öl anbraten, salzen und pfeffern. 200 g frischen Feldsalat in einer Schüssel anrichten und mit den abgekühlten Pilzen, 2 EL Weizenkeimen, 2 EL klein geschnittenem Weizengras sowie einem Dressing aus 1 EL Sonnenblumenöl, 1 EL Weizenkeimöl, 2 EL Zitronensaft und Kräutersalz vermengen.

Fermentiertes Getreide – durch hilfreiche Bakterien veredelt

Neben der Keimung gibt es noch eine weitere Möglichkeit, Getreide zu »veredeln«: das *Fermentieren*. Das Wort kommt aus dem Lateinischen und bedeutet *Gärung*. Mithilfe von Mikroorganismen (Bakterien, Pilze, Hefen) können Lebensmittel durch Gärung auf natürliche Art haltbar gemacht werden. Und nicht nur das, sie werden dadurch sogar wertvoller für die Gesundheit und bekommen einen angenehmen, typisch säuerlichen, würzigen Geschmack. Die Fermentierung bzw. Milchsäuregärung ist daher seit Jahrtausenden eine beliebte Konservierungsmethode, welche die Qualität des Nahrungsmittels nicht verringert (wie z. B. das heutige Pasteurisieren, Sterilisieren, Tiefgefrieren usw.), sondern verbessert. Bei uns ist vor allem das milchsauer vergorene Sauerkraut schon seit dem Mittelalter beliebt, aber auch andere Gemüsesorten werden gern sauer eingelegt (Gemüse-Pickles). In Russland wird seit Jahrhunderten *Kwas* getrunken. Dieses alkoholhaltige Erfrischungsgetränk wird aus fermentiertem Roggenbrot und weiteren Zutaten hergestellt. Vermutlich sind Brottrunkgetränke schon uralt und waren die Vorläufer des Bieres, das im weitesten Sinne ebenfalls zu den fermentierten Getreideprodukten gezählt werden kann, da bei den meisten Bieren Getreide eine Hauptzutat ist und das Bier mittels Gärung mit Hefen entsteht. Weil die alkoholische Gärung aber im Gegensatz zur Milchsäuregärung nicht gesundheitsfördernd ist (Alkohol stellt immer einen Risikofaktor dar), ist Bier hier in dieser »Getreide-Hausapotheke« nicht mit aufgeführt, obwohl es natürlich ein wichtiges traditionelles Getränk und Genussmittel ist und bis ins 17. Jahrhundert hinein sogar als Nahrungsmittel galt. In Deutschland stellt der Bäckermeister *Wilhelm Kanne* seit 1981 den alkoholfreien *Kanne Brottrunk®* her, der vielfältige positive gesundheitliche Wirkungen hat.

Inhaltsstoffe und positive Wirkungen des (Kanne) Brottrunks auf die Gesundheit

Der *Kanne Brottrunk®* besteht aus milchsauer vergorenem Biovollkornbrot (Weizen, Roggen, Hafer, Natursauerteig, Salz), das mit Brunnenwasser versetzt und dann zum Gären gebracht wurde. Während der Vergärung wandeln die Milchsäurebakterien die Kohlenhydrate des Brotes erst in Zucker um, dann in Milchsäure. Als Nebeneffekt entstehen auch etwas Kohlensäure und Aromastoffe. Im Gegensatz zum russischen *Kwas* ist dieser Brottrunk alkoholfrei. Die gesundheitsfördernden Inhaltsstoffe im Brottrunk sind die Milchsäurebakterien, die wertvollen Aminosäuren, Enzyme, Vitamine (v. a. B-Vitamine), Mineralstoffe (Selen, Zink, Kupfer, Eisen, Mangan, Magnesium, Kalzium) und die leicht verdaulichen Kohlenhydrate. Der Brottrunk verbessert das Allgemeinbefinden und wirkt

- anregend und konzentrationsfördernd
- antibakteriell
- die Darmflora regenerierend
- harnsäure- und cholesterinsenkend
- immunstärkend
- leberentgiftend (beschleunigt u. a. den Alkoholabbau)
- verdauungsfördernd

- unterstützend bei Diabetes, Allergien, Neurodermitis, Schuppenflechte, Herz-Kreislauf-Krankheiten, Krebs, Rheuma und Gicht.

Anwendung des Brottrunks

Der *Kanne Brottrunk®* ist in Glasflaschen in flüssiger Form oder pulverisiert (als *Kanne Enzym-Fermentgetreide®*) im Naturkosthandel, in Reformhäusern oder Drogerien erhältlich. Sein Geschmack ist recht säuerlich, wer das nicht mag, kann den Trunk mit Wasser oder Saft mischen. Er kann auch als Zutat beim Kochen verwendet werden (Rezepte dazu: www.kanne-brottrunk.de). Die getrocknete pulverisierte Form kann in Suppen oder Soßen verwendet oder als Brotaufstrich mit Kräutern, Zwiebeln, Wasser und Sonnenblumenöl verarbeitet werden, oder man mischt 2 TL mit 0,2 l Wasser oder Kanne Brottrunk und trinkt dies morgens. Für Heilzwecke eignet sich aber besser die flüssige Form, die es in Glasflaschen zu kaufen gibt. Der Brottrunk lässt sich auf verschiedene Arten anwenden:

- *Als Trinkkur* mehrere Monate lang 1- bis 2-mal täglich 0,2 l zu den Mahlzeiten trinken (auch ergänzend beim Fasten).
- *Für Fußbäder gegen Fußschweiß oder Fußpilz* ein Glas Brottrunk ins warme Wasser geben und die Füße 15 Min. darin baden.
- *Bei Hautproblemen (besonders bei Neurodermitis und Schuppenflechte)* einem Vollbad ½ l Brottrunk zusetzen (s. Anleitung für Bäder und Umschläge bei Haferstrohbad S. 51 f.).

Krankheiten und Symptome, die sich mit Getreide und Grassäften positiv beeinflussen lassen

Allergien

Allergien sind Überreaktionen des Immunsystems auf bestimmte Nahrungsmittel, Pollen oder andere Substanzen. Sie äußern sich vorwiegend in Hautreaktionen, Störungen der Atemwege und der Verdauung. Zusätzlich zum Vermeiden der allergieauslösenden Stoffe hilft eine Regulierung des Immunsystems durch gesunde Ernährung und Maßnahmen der Naturheilkunde (z. B. Darmsanierung) sowie Stressabbau.

Das können Sie tun

- Die Urgetreidesorten Dinkel, Emmer, Einkorn und Kamut (ab S. 75) sowie Hirse (ab S. 55) sind für Allergiker sehr gut verträglich.
- Verwenden Sie Getreidemilch statt Kuhmilch (s. Kasten S. 130).
- Stärken Sie Ihr Immunsystem mit einer Ernährung, die arm ist an tierischem Eiweiß, aber reich an Rohkost sowie Grassäften (s. S. 105 f.).
- Stärken Sie Ihre Darmflora mit Brottrunk (S. 114 f.).
- Bei Hautsymptomen → s. Tipps auf S. 129 f.

Arterienverkalkung (Arteriosklerose)

Diese krankhafte Veränderung der Arterien entsteht durch Ablagerungen an den Gefäßwänden (v. a. durch Cholesterin und andere Blutfette), die mit der Zeit zu Gefäßverengungen und Elastizitätsverlust der Gefäße führen. In der Folge entsteht Bluthochdruck (s. S. 120 f.), denn das Herz muss mehr Kraft aufwenden, um das Blut durch die verengten Gefäße zu pumpen. Da die Gefäßverengungen Durchblutungsstörungen bewirken, kann es u. a. zu Schwindel, Vergesslichkeit, Sehstörungen und Taubheitsgefühlen kommen. Arteriosklerose kann zu lebensbedrohlichen Herz-Kreislauf-Erkrankungen und Schlaganfällen führen. Ein wichtiger Risikofaktor für Arterienverkalkung und ihre Folgeerkrankungen sind zu hohe Blutcholesterinwerte, die vor allem durch eine Ernährungsweise entstehen, die reich ist an tierischen Eiweißen und Fetten.

Was Sie tun können
- Bereiten Sie häufiger cholesterinsenkende Hafer- oder Gerstengerichte zu und machen Sie eine Haferkleiekur (s. S. 48).
- Verwenden Sie generell Vollkorn- statt Weißmehlprodukte.
- Essen Sie morgens regelmäßig einen Frischkornbrei (s. S. 95 f.).
- Verwenden Sie täglich 1 EL kaltgepresstes Weizenkeimöl und 1 EL Weizenkeimflocken (s. S. 86 f.).
- Trinken Sie Grünen Haferkrauttee (s. S. 50) und Grassäfte (s. S. 109 ff.).
- Essen Sie vegetarische Vollwertkost mit viel frischem Obst und Gemüse, Kartoffeln, Salaten, Kräutern und Keimlingen und meiden Sie tierische und fettreiche Nahrungsmittel.

Buchtipp: Wissenschaftliche Belege für die krankheitsfördernden Auswirkungen tierischer Lebensmittel liefert die große empirische China-Studie, die auch für Laien interessant ist: Campbell, T. C. & Campbell, T. M.: China Study. Die wissenschaftliche Begründung für eine vegane Ernährungsweise, Verlag Systemische Medizin, 2011.

Augenprobleme (Sehschwäche, Grauer und Grüner Star)

Die feinen Gefäße des Auges reagieren sehr sensibel auf Ernährung und Lebensführung (Stress, langes Arbeiten am PC und bei künstlichem Licht, Genussmittel). Besonders Grauer Star und Makuladegeneration können oft Folgen einer Verschlackung durch ungeeignete Ernährung sein (v. a. zu wenig grünes Blattgemüse, zu viel tierisches Eiweiß, Zucker und Weißmehl). Ernährungsänderungen können gerade bei Augenproblemen zu schnellen Erfolgen führen und die Sehkraft »zusehends« verbessern.

Was Sie tun können

- Ein Hirse-Körnerkissen wirkt entspannend auf die Augen (s. S. 66).
- Verzehren Sie viel mit kaltgepresstem Weizenkeimöl (s. S. 86) angemachten Rohkostsalat (v. a. mit grünem Blattgemüse und Keimlingen).
- Essen Sie regelmäßig Hirse oder machen Sie eine Hirsekur (s. S. 64 f.).
- Verwenden Sie nur Vollkorngetreideprodukte (kein Weißmehl) und gönnen Sie sich öfter einen Frischkornbrei zum Frühstück (s. S. 95 f.).

- Trinken Sie Grassäfte (s. S. 109 ff.).
- Essen Sie viel Rohkost, vor allem auch blaue und rote Beerenfrüchte, Aprikosen und Möhren. Schränken Sie Ihren Konsum von tierischem Eiweiß und raffinierten Kohlenhydraten stark ein.

Bindegewebsschwäche (Cellulitis, Krampfadern)

Eine Bindegewebsschwäche kann Cellulitis (Orangenhaut) oder Krampfadern (unnatürlich erweiterte, mit Blut gefüllte Venen) zur Folge haben. Sie ist oft erblich, lässt sich aber durch eine gesunde, basenbetonte Vollwerternährung mit viel Gemüse und Obst, Gewichtsabnahme und viel Bewegung verbessern. Krampfadern sollten beobachtet und ggf. behandelt werden, um Thrombosen zu verhindern.

Was Sie tun können
- Trinken Sie Grünen Haferkrauttee (s. S. 50), am besten gemischt mit Schachtelhalm- und Brennnesseltee, sowie Grassäfte, gemischt mit frisch gepresstem Gemüsesaft (s. S. 112).
- Bevorzugen Sie die kieselsäurereichen Getreidesorten Hirse, Hafer, Dinkel und Gerste und machen Sie eine Hirsekur (s. S. 64 f.).
- Machen Sie Umschläge oder Bäder mit Haferstroh (s. S. 51 f.).
- Bei Cellulitis helfen zusätzlich Weizenkleie-Peelings (s. S. 91).
- Achten Sie auf hohe Flüssigkeits- und geringe Salzzufuhr. Der sekundäre Pflanzenstoff Rutin (v. a. in Buchweizen) wirkt gefäßstärkend!

Blasen- und Nierenentzündungen

Sie können durch Unterkühlungen oder als Folge von Infektionen entstehen und sich durch Fieber, Schmerzen (auch Rückenschmerzen), schmerzhaftes Wasserlassen und trüben Harn äußern. Sorgen Sie in erster Linie für Ruhe und Wärme und trinken Sie viel Kräutertee.

Was Sie tun können
- Trinken Sie Grünen Haferkrauttee (s. S. 50) oder Haferstrohtee (s. S. 50 f.).
- Machen Sie Haferstrohbäder (s. S. 51 f.).
- Essen Sie Hafer- (s. S. 47) oder Gerstenschleimsuppen (s. S. 73).

Bluthochdruck

Der Blutdruck ist die Kraft, die für die Blutzirkulation im Körper gebraucht wird. Das Herz muss mehr Druck ausüben, um das Blut z. B. durch verengte Gefäße zu pumpen. Ein erhöhter Blutdruck ist oft Folge von Stoffwechsel- und Gefäßerkrankungen (Diabetes, Nierenerkrankungen, Arterienverkalkung), Übergewicht, Ernährungsfehlern, Alkohol- und Nikotinkonsum, Stress und Bewegungsmangel. Bluthochdruck und Arteriosklerose sind die Hauptursachen von Herzinfarkten. Hoher Blutdruck kann sich mit Symptomen wie Kopfschmerzen, Herzschmerzen, leichtem Schwindel, Nasenbluten und Ohrensausen bemerkbar machen, die jedoch nicht immer vorhanden sein müssen. (Siehe hierzu auch den Abschnitt »Arterienverkalkung«.)

Was Sie tun können

- Machen Sie eine Haferkleie- (s. S. 48 f.) oder Dinkelkur (s. S. 87 f.).
- Trinken Sie Grünen Haferkrauttee (s. S. 50).
- Bevorzugen Sie natriumarme Kost (Vollkornbrote ggf. selbst backen, s. Rezeptteil).
- Blutdrucksenkend wirken auch Zwiebeln, Knoblauch, Lauch, Sellerie und Grüntee sowie eine vegetarische, rohkostbetonte und ballaststoffreiche Kost.

Blutarmut (Anämie)

Eine Anämie äußert sich u. a. in Müdigkeit, Kopfschmerzen, Leistungsschwäche, Schwindel und Blässe. Die Ursache muss ärztlich abgeklärt werden. Oft ist es ein harmloser Eisenmangel, der vor allem in Wachstumsphasen, Schwangerschaft und Stillzeit und bei chronischen Krankheiten häufig auftritt und mit einer vollwertigen, eisenreichen Ernährung (s. S. 123) und viel Bewegung an frischer Luft ausgeglichen werden kann.

Was Sie tun können

- Machen Sie eine Kur mit Grassaft (s. S. 109 f.).
- Essen Sie Vollkornprodukte (v. a. Hirse, Teff, Hafer und Dinkel), sie sind eisenreich und wirken blutbildend.
- Auch Folsäure ist sehr wichtig für die Blutbildung, sie ist u. a. in grünem Gemüse, Grassäften, Weizenkeimen (s. S. 83 + 86), Getreidekeimlingen (ab S. 98) und Vollkornprodukten enthalten.

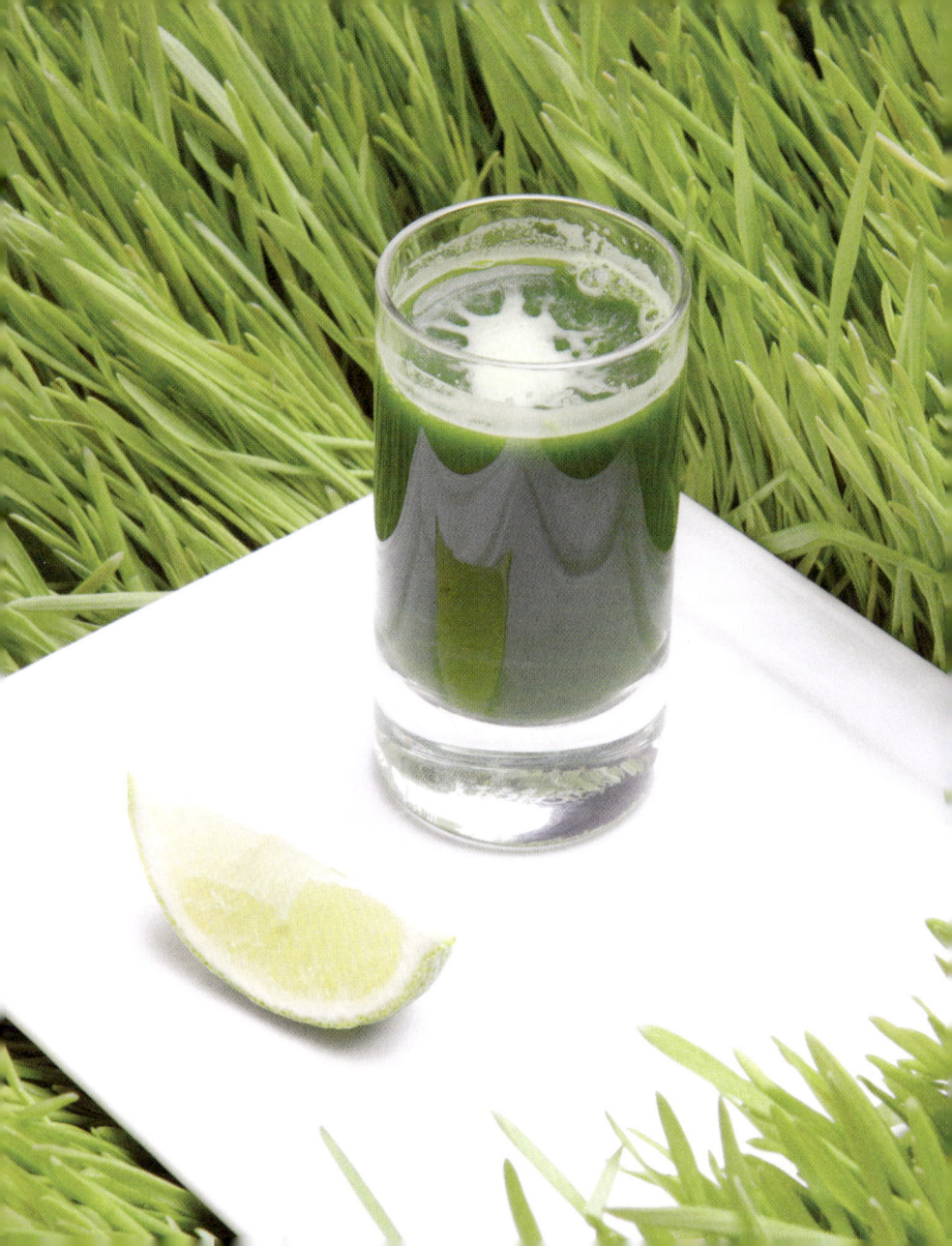

- Gute Eisenquellen sind außerdem Linsen, Fleisch, Blattgemüse und Trockenfrüchte (Aprikosen, Pfirsiche, Feigen).

Diabetes

Insulin ist das Hormon, das der Körper benötigt, um die Glukose aus der Nahrung in die Zellen zu transportieren. Bei Diabetes (Zuckerkrankheit) produziert die Bauchspeicheldrüse entweder nicht genügend Insulin oder der Körper kann es nicht ausreichend nutzen. Dadurch können die Kohlenhydrate aus der Nahrung nicht richtig verwertet werden und der Blutzuckerspiegel ist erhöht. Symptome bei hohem Blutzuckerspiegel sind starker Durst, Heißhunger, vermehrtes Wasserlassen und Juckreiz. Eine Ernährungsweise mit viel ballaststoffreichem Getreide und Rohkost hilft (v. a. bei Diabetes Typ 2), den Blutzuckerspiegel zu senken bzw. zu normalisieren.

Was Sie tun können
- Machen Sie die Haferkur nach Prof. Noorden (s. S. 49).
- Trinken Sie Haferstrohtee (s. S. 50 f.) sowie Getreidegrassäfte, gemischt mit frisch gepresstem Stangenselleriesaft (s. S. 112).
- Bevorzugen Sie naturbelassene, ballaststoffreiche Lebensmittel mit hohem Anteil an löslichen Ballaststoffen (z. B. in Hafer und Gerste).
- Essen Sie oft Frischkorn- oder Getreidebrei (s. S. 95 f.), denn sie belasten den Blutzuckerspiegel noch weniger als Vollkornbrot.
- Inulinhaltige Nahrungsmittel wie Sellerie, Zwiebeln, Lauch, Petersilienwurzel und Schwarzwurzel entlasten die Bauchspeicheldrüse. Rohkost

13 *Eine Grassaftkur stärkt das Immunsystem*
  und fördert die Blutbildung.

senkt den Blutzuckerspiegel deutlich, mindestens ein Drittel der Nahrung sollte daher aus Frischkost bestehen. Sehr empfehlenswert ist auch eine Fastenkur (unter ärztlicher Aufsicht). Dabei wird schon nach kurzer Zeit die Insulinschwelle herabgesetzt und der Blutzuckerspiegel gesenkt.

Durchfall

Durchfall kann durch verdorbene Nahrung, Infekte, diverse Erkrankungen der Verdauungsorgane, Nahrungsmittelunverträglichkeiten, bestimmte Medikamente oder auch Aufregung und seelische Probleme entstehen. Akuter Durchfall dauert von einigen Stunden bis zu drei Tagen, bei länger anhaltendem Durchfall und/oder wenn Fieber hinzukommt, sollte ein Arzt aufgesucht werden, auch weil es durch den starken Flüssigkeitsverlust zu Austrocknung und Elektrolytverlust kommen kann. Besonders schnell kann das bei Babys, Kleinkindern und alten Menschen passieren.

Was Sie tun können
- Essen Sie Hafer- oder Gerstenschleimsuppen (s. S. 47 + 73).
- Trinken Sie viel und essen Sie einige Tage nur sehr einfache, fettarme Nahrungsmittel wie Kartoffeln, Möhren, Bananen, Haferbrei, Gerstenbrei und Reis. Heilerde (ultrafein, aus der Apotheke oder Drogerie) bindet sehr wirksam Giftstoffe im Verdauungstrakt.
- Nach dem Durchfall kann ein Brottrunk (s. S. 114 f.) helfen, die Darmflora zu regenerieren.

Erkältungskrankheiten

Ein grippaler Infekt wird durch Viren ausgelöst und äußert sich in den typischen Erkältungssymptomen wie Husten, Schnupfen und Halsweh. Durch Unterstützung des Immunsystems mit Vitaminen und weiteren Maßnahmen (s. unten) kann man die Dauer des Infektes deutlich verkürzen und Komplikationen (wie z. B. Nebenhöhlenentzündungen) verhindern.

Was Sie tun können
- Trinken Sie Grassäfte, ggf. gemischt mit frisch gepressten Obst- und Gemüsesäften (s. S. 112), außerdem Kräutertees.
- Barley Water (s. S. 73 f.) und Gerstentee (s. S. 74) wirken fiebersenkend.
- Essen Sie einige Tage am besten ausschließlich Rohkost, also frisches Obst, Gemüse, Salate, Kräuter und Keimlinge (s. S. 98 f.).

Erkältungskrankheiten klingen deutlich schneller ab, wenn während der Erkrankung konsequent alle verschleimenden Nahrungsmittel weggelassen werden. Dies betrifft ganz besonders sämtliche Milchprodukte, doch auch Getreide (mit Ausnahme von Keimlingen und Grassäften) und Nüsse wirken etwas verschleimend und sollten für einige Tage gemieden werden (s. S. 36 f.).

Erschöpfungszustände, nervöse Erschöpfung

Bei anhaltendem Stress und Überforderung können die Nerven schon einmal bis zur Erschöpfung strapaziert werden. Oft reagiert der Körper dann mit Symptomen wie Herzklopfen, Kopfschmerzen, Magenschmerzen, Unkonzentriertheit und Schlafstörungen. Spätestens dann sollte man etwas zur Nervenstärkung und Entspannung tun (z. B. Autogenes Training, Meditation, schöne Spaziergänge). Erschöpfungszustände können auch durch einen Eisenmangel (s. S. 121) oder vitalstoffarme Ernährung verursacht werden.

Was Sie tun können

- Hafertinktur sowie das homöopathische Medikament »Avena sativa« (s. S. 51) wirken nervenberuhigend und entspannend.
- Nehmen Sie abends ein entspannendes Haferstrohbad (s. S. 51 f.).
- Haferfrischpflanzensaft (aus dem Reformhaus) wirkt kräftigend.
- Bei Unruhe und nervöser Erschöpfung hilft Weizentee (s. S. 87).
- Essen Sie Hildegard von Bingens »Nervenkekse« (s. S. 90) und andere Vollkornprodukte, besonders von Dinkel, Gerste und Hafer.
- Weizenkeimflocken (s. S. 86 f.) oder frische Weizenkeime (s. S. 98 ff.) enthalten besonders viele nervenstärkende Inhaltsstoffe.
- Trinken Sie Dinkelkaffee statt koffeinhaltigen Kaffee.

Gicht

Bei Gicht wird Harnsäure (ein Endprodukt des Eiweißstoffwechsels) vom Körper ungenügend ausgeschieden. Auf Dauer führt dies zu Ablagerungen von Harnsäurekristallen in den Gelenken (v. a. im großen Zeh), in der Ohrmuschel, in Schleimbeuteln und Sehnenscheiden und zu Nierenschäden. Die Ablagerungen rufen auf Dauer Entzündungen, Schwellungen und starke Schmerzen hervor. Harnsäure entsteht im Stoffwechsel beim Abbau von Purinen aus Nahrungsmitteln, besonders nach dem Verzehr von tierischem Eiweiß. Wenn zu viel Harnsäure anfällt und die Fähigkeit des Körpers erschöpft ist, sie abzubauen und auszuscheiden, dann entsteht Gicht.

Was Sie tun können
- Trinken Sie im Rahmen einer 4-wöchigen Kur pro Tag jeweils 3 Tassen Grünen Haferkrauttee (s. S. 50).
- Machen Sie Bäder und Umschläge mit Haferstroh (s. S. 51 f.).
- Führen Sie eine Kur mit Brottrunk (s. S. 114 f.) durch.
- Meiden Sie purinreiche Lebensmittel (das sind v. a. Fleisch-, Wurst- und Fischwaren sowie Hülsenfrüchte) und Alkohol, denn er hemmt die Purinausscheidung.

Haarausfall

Glänzendes, volles, gesundes Haar geht meist einher mit einer guten Vitamin- und Mineralstoffversorgung des Körpers. Im Gegenteil dazu kann eine starke Mangelsituation auch zu Haarausfall führen, der aber auch erblich oder hormonell bedingt sein oder im Verlauf von schweren Erkrankungen entstehen kann.

Was Sie tun können

- Nehmen Sie Hirsekapseln (s. S. 65) und essen Sie viel Hirse.
- Verwenden Sie häufig Weizenkeimflocken (s. S. 86 f.) oder frische Weizen-keime (s. S. 100) und trinken Sie Weizengrassaft (s. S. 105 f.).
- Reiben Sie die Kopfhaut mit Weizengrassaft ein (s. S. 110).
- Bei trockener Kopfhaut helfen Weizenkeimöl-Packungen (s. S. 92).
- Bevorzugen Sie Vollwertkost, denn Vollkornprodukte, Nüsse, Obst und Gemüse enthalten viele wichtige »Schönheitsvitamine«!

Hämorrhoiden

Hämorrhoiden sind krampfaderähnliche Venenerweiterungen in der Re-gion zwischen Mastdarm und Enddarm, die sich mit Juckreiz, Schmerzen und Blutungen bemerkbar machen können. Die Hauptursache ist meist eine chronische Verstopfung. Weitere mögliche Ursachen sind Bewegungsman-gel, Bindegewebsschwäche und/oder Übergewicht.

Was Sie tun können

- Betupfen Sie die entsprechenden Stellen mit Weizenkeimöl (s. S. 92 f.).
- Zusätzlich gelten die gleichen Maßnahmen wie bei Verstopfung (s. S. 142), Bindegewebsschwäche (s. S. 119) und Übergewicht (s. S. 140).

Hauterkrankungen

Die Haut als unsere äußere Hülle und unser größtes Organ reagiert sehr sensibel auf Umwelteinflüsse, Ernährung, Lebensstil, Stress und psychische Belastungen. Hautprobleme bzw. Erkrankungen, die mit Hautsymptomen verbunden sind, treten daher häufig auf (z. B. Akne, Allergien, Ekzeme, Neurodermitis, Schuppenflechte). Bei der Behandlung sollte man immer die Ursache beseitigen und nicht nur die Symptome. Vorsicht ist daher bei Kortisonsalben geboten, sie helfen zwar schnell, haben aber viele Nebenwirkungen und beseitigen nicht die Ursache. Jede Hauterkrankung muss ganz individuell und umfassend behandelt werden.

Was Sie tun können
- Bei *entzündlichen und seborrhoischen Hautleiden* helfen Haferstroh- (s. S. 51 f.) oder Gerstenbäder bzw. -umschläge (s. S. 74).
- Bei *trockener und juckender Haut* helfen Bäder mit Haferkleie (s. S. 52), Hafermehl (s. S. 54), Weizenkeimöl (s. S. 92) sowie die Haferflocken-Packung (s. S. 54).
- Bei *fettiger, unreiner Haut* helfen Packungen oder Peelings mit Weizenkleie (s. S. 91).
- Machen Sie eine Kur mit Brottrunk (s. S. 114 f.) oder Grassäften (s. S. 109 ff.).
- Machen Sie eine Dinkel- (s. S. 87 f.) oder eine Hirsekur (s. S. 64 f.).
- Essen Sie basenbetonte, vitaminreiche Vollwertkost mit viel frischem Obst und Gemüse, Kartoffeln, Salaten, Kräutern und Getreidekeimlingen. Meiden Sie Milchprodukte und tierische Fette (s. Kasten S. 130) sowie Salz, Zucker, scharfe Gewürze und Alkohol.

Getreidemilch statt Kuhmilch: Bei Hautproblemen (vor allem Akne und Allergien) ist es sehr hilfreich, eine Zeitlang komplett auf Tiermilchprodukte zu verzichten. Denn ebenso wie den Milchzucker (der bei Unverträglichkeit Bauchschmerzen und Durchfall hervorrufen kann) vertragen auch viele Menschen das Milcheiweiß nicht, aber nicht immer lässt sich eine Allergie beim Test nachweisen. Trotzdem ist meist schon nach einem 2- bis 3-wöchigen konsequenten Verzicht auf alle Milchprodukte eine deutliche Besserung bei Haut- und Schleimhautproblemen zu merken, denn Milcheiweißunverträglichkeiten äußern sich meist durch Hautausschläge und Schnupfen. Getreidemilch (gibt es aus Hafer, Dinkel, Reis oder Hirse) oder Sojamilch ist ein prima Ersatz für Tiermilchprodukte.

Herz-Kreislauf-Erkrankungen

Die koronare Herzkrankheit (KHK) ist neben Krebs die häufigste Todesursache in unserer Zivilisationsgesellschaft. Meist ist sie die Folge von ernährungsbedingten Gefäßveränderungen wie der Arteriosklerose (s. dort) oder von Fehlsteuerungen des vegetativen Nervensystems und sollte selbstverständlich immer ärztlich untersucht bzw. behandelt werden. Mit einer gesunden, ballaststoffreichen Ernährung und Lebensweise lässt sich die KHK jedoch nachweislich verbessern oder sogar heilen. Der US-amerikanische Arzt *Dr. Dean Ornish* heilt z. B. Herz-Kreislauf-Patienten allein mit einem von

ihm entwickelten Programm zur Umstellung des Lebensstils (Stressbewälti-
gung etc.) und einer fettarmen, rein pflanzlichen Diät aus Obst, Gemüse und
Getreide. (Lesen Sie auch den Abschnitt »Arterienverkalkung« auf S. 117.)

Was Sie tun können
- Essen Sie mindestens 30 g Ballaststoffe pro Tag, besonders aus Vollkornprodukten (v. a. Gerste und Hafer bevorzugen!).
- Darüber hinaus gelten die gleichen Empfehlungen wie bei Arteriosklerose (s. S. 117).

Karies und Parodontose

Karies (= bakterielle Zerstörung der Zahnsubstanz) und Parodontose
(= Zahnfleischschwund) sind ganz typische Zivilisationskrankheiten, die
heutzutage sehr häufig vorkommen und ganz erheblich durch Ernährung
und Mundhygiene beeinflussbar sind. Bei beiden Krankheiten helfen eine
zuckerarme, säurearme und ballaststoffreiche Vollwerternährung sowie
sorgfältige Zahnpflege nach jeder Mahlzeit.

Was Sie tun können
- Verwenden Sie nur Vollkornprodukte statt Weißmehl (besonders Hirse,
  Hafer und Gerste enthalten viele Mineralstoffe, v. a. Fluor).
- Kauen Sie (v. a. bei Parodontose) frisches Weizengras (s. S. 110).
- Trinken Sie Getreidegrassäfte (s. S. 109 ff.) und spülen Sie vor dem Hinun
  terschlucken erst den Mundraum damit.

- Essen Sie viel Rohkost (v. a. Salate, Kräuter, Gemüse, Keimlinge, Frischkornbrei) und vermeiden Sie häufige Mahlzeiten, sehr saure Nahrungsmittel sowie Honig und Zucker (verwenden Sie stattdessen Stevia oder Xylit).

Krebserkrankungen (vorbeugend)

Krebserkrankungen sind gekennzeichnet durch bösartige Wucherungen von Zellen, die ihre Aufgabe im Körper nicht mehr erfüllen und durch das unkontrollierte Wachstum das sie umgebende Gewebe zerstören. Laut aktuellem Forschungsbericht des *World Cancer Research Fund* von 2007 sind die bedeutendsten Risikofaktoren für die Krebsentstehung Rauchen sowie falsche Ernährung, einschließlich Übergewicht und übermäßigem Alkoholkonsum. Diese Faktoren sind die Ursache für ca. 80 % aller Krebsleiden, nur etwa 20 % entfallen auf alle anderen Ursachen (wie Vererbung, Umweltgifte, Infektionen, Medikamente usw.). Daraus folgt, dass das Krebsrisiko vor allem durch eine gesunde Ernährungs- und Lebensweise eindeutig gesenkt werden kann.

Was Sie tun können
- Ballaststoffreiche Vollkornprodukte (v. a. Hirse, Gerste, Hafer, Dinkel) wirken nachweislich antikarzinogen (s. Kasten S. 133 und S. 26 f. + 33).
- Stärken Sie Ihr Immunsystem mit einer basenbetonten Ernährung, die arm an tierischem Eiweiß, dafür reich an Rohkost (s. S. 94 f.) ist, mit Keimlingen (s. S. 98 f.) und Brottrunk (s. S. 114 f.).
- Trinken Sie regelmäßig Getreidegrassäfte (s. S. 109 ff.).

- Vermeiden Sie Übergewicht (s. S. 140).
- Beerenfrüchte (besonders Heidelbeeren und Himbeeren), alle Kohlgemüse, Tomaten und Grüner Tee gehören neben Vollkornprodukten zu den besten krebsvorbeugenden Lebensmitteln. Krebsfördernd sind dagegen tierisches Eiweiß (v. a. fettes Fleisch, Gepökeltes und Milchprodukte; s. dazu den Buchtipp *China Study* S. 118), Zucker und andere isolierte Kohlenhydrate sowie künstliche Lebensmittelzusatzstoffe.

Ballaststoffe im natürlichen Verbund (z. B. in Obst, Gemüse und Vollkorngetreide) schützen wirksamer vor Krebs als isolierte Ballaststoffe (z. B. isolierte Kleiepräparate), wie Studien zur Krebsprävention belegen.

Magen-Darm-Verstimmung

Eine einfache Magen-Darm-Verstimmung mit Übelkeit, evtl. leichten Bauchschmerzen und Durchfall hat wohl jeder schon mal nach dem Verzehr von schwer verdaulicher oder belasteter Nahrung sowie bei Stress und seelischen Problemen erlebt. Dann muss das Verdauungssystem einfach eine Weile in Ruhe gelassen werden. Meist fehlt dann ohnehin der Appetit und der Körper verlangt instinktiv nach ganz einfachen, leichten Speisen und Kräutertees, evtl. auch nach einer kurzen Fastenpause, bis sich die Symptome gelegt haben.

Was Sie tun können

- Essen Sie Hafer- oder Gerstenschleimsuppen (s. S. 47 und 73) und leichte Basensuppen aus Möhren und Kartoffeln.
- Trinken Sie Kräutertees und Gerstenwasser (s. S. 73 f.).

Magenschleimhautentzündung (Gastritis)

Eine Magenschleimhautentzündung äußert sich durch plötzlich auftretende starke Magenschmerzen, Magendruck, Sodbrennen, Völlegefühl, Appetitlosigkeit, Übelkeit und Erbrechen. Häufige Ursachen sind ungesunde Ernährungsgewohnheiten, vor allem eine Bevorzugung von säurebetonter Nahrung mit hohem Fleischanteil und wenig Gemüse und Obst sowie Alkohol-, Koffein- und/oder Nikotinmissbrauch. Aber auch seelische Faktoren und Stress sowie Nebenwirkungen von Medikamenten spielen eine Rolle. Manchmal ist die Magenschleimhaut auch mit dem Bakterium *Helicobacter pylori* besiedelt. Dies geschieht allerdings vorzugsweise bei vorgeschädigter Magenschleimhaut und geschwächtem Immunsystem.

Was Sie tun können

- Essen Sie Hafer- oder Gerstenschleimsuppen (s. S. 47 und 73), Hirse- oder Dinkelbrei (s. S. 64 und 89).
- Trinken Sie Gerstenwasser (s. S. 73 f.) und Kräutertees.
- Machen Sie eine Hirse- oder Dinkelkur (s. S. 64 f. und 87 f.).
- Machen Sie eine Kur mit Getreidegrassaft (s. S. 109 ff.).

- Essen Sie vorwiegend Gemüse, Obst, Kartoffeln, Hafer, Hirse und Dinkel und nur wenig tierische Nahrungsmittel. Als Faustregel gilt außerdem: nichts Fettes, nichts Saures, nichts Heißes, nichts Kaltes, keinen Alkohol, kein Nikotin, keinen Zucker und keinen Kaffee.

Migräne

Ein Migräneanfall äußert sich durch plötzlich auftretende, meist halbseitige, starke, pulsierende Kopfschmerzen und ist oft auch mit Übelkeit sowie Lärm- und Lichtempfindlichkeit verbunden. Ausgelöst wird solch ein schmerzhafter Anfall meist durch Stress oder Unverträglichkeiten von Nahrungs- oder Genussmitteln (z. B. Rotwein, Käse, Kaffee, Schokolade, chemische Zusatzstoffe). Auch chronische Übersäuerung (s. S. 140 f.) oder psychische Probleme spielen oft eine Rolle.

Was Sie tun können
- Legen Sie sich bei einem Migräneanfall mit einem Hirse-Augenkissen (s. S. 66) in einen abgedunkelten Raum.
- Machen Sie regelmäßig (1- bis 2-mal/Jahr) eine Dinkelkur (s. S. 87 f.).
- Trinken Sie Grassäfte (s. S. 109 ff.) und Grünen Haferkrauttee (s. S. 50).
- Benutzen Sie nachts ein Hirse- oder Dinkelspelzkopfkissen (s. S. 66).

Osteoporose (Knochenbrüchigkeit)

Die Osteoporose ist eine Erkrankung des Skelettsystems, bei der die Knochen durch Entmineralisierung brüchig werden und an Masse verlieren. Die Krankheit ist heute sehr verbreitet und betrifft überwiegend Frauen. Der gestörte Kalzium- und Knochenstoffwechsel wird hauptsächlich durch Ernährung und Lebensstil verursacht, tritt vorwiegend im Alter auf und führt häufig zu Rückenschmerzen, Knochenbrüchen und Skelettverformungen.

Was Sie tun können

- Trinken Sie regelmäßig Grassäfte (s. S. 109 ff.), sie sind basisch und äußerst reich an Kalzium und Vitamin D.
- Hirse und Hafer enthalten viel knochenstärkende Kieselsäure.
- Verzehren Sie häufig kalziumhaltige Pflanzen (grünes Blattgemüse, Kräuter, Grünkohl, Bohnen, Keimlinge, Nüsse, Trockenfrüchte), z. B. den Fitnesssalat von S. 112.
- Verwenden Sie kalziumreiche Getreidesorten (s. Kasten S. 138).
- Trinken Sie mit Kalzium angereicherte Getreidemilch statt Kuhmilch, denn Kuhmilch steht inzwischen unter Verdacht, Osteoporose eher zu fördern als zu verhindern, wie zahlreiche Untersuchungen belegen (s. Buchtipp *China Study* S. 118).
- Essen Sie basenbetont (überwiegend Gemüse und Obst), denn Übersäuerung fördert den Knochenabbau. Viel Bewegung im Freien stabilisiert die Knochen, v. a. durch die Aufnahme von Vitamin D, dem »Sonnenvitamin«!

14 Der hohe Gehalt an Kieselsäure in der Hirse stärkt Knochen, Haare und Nägel.

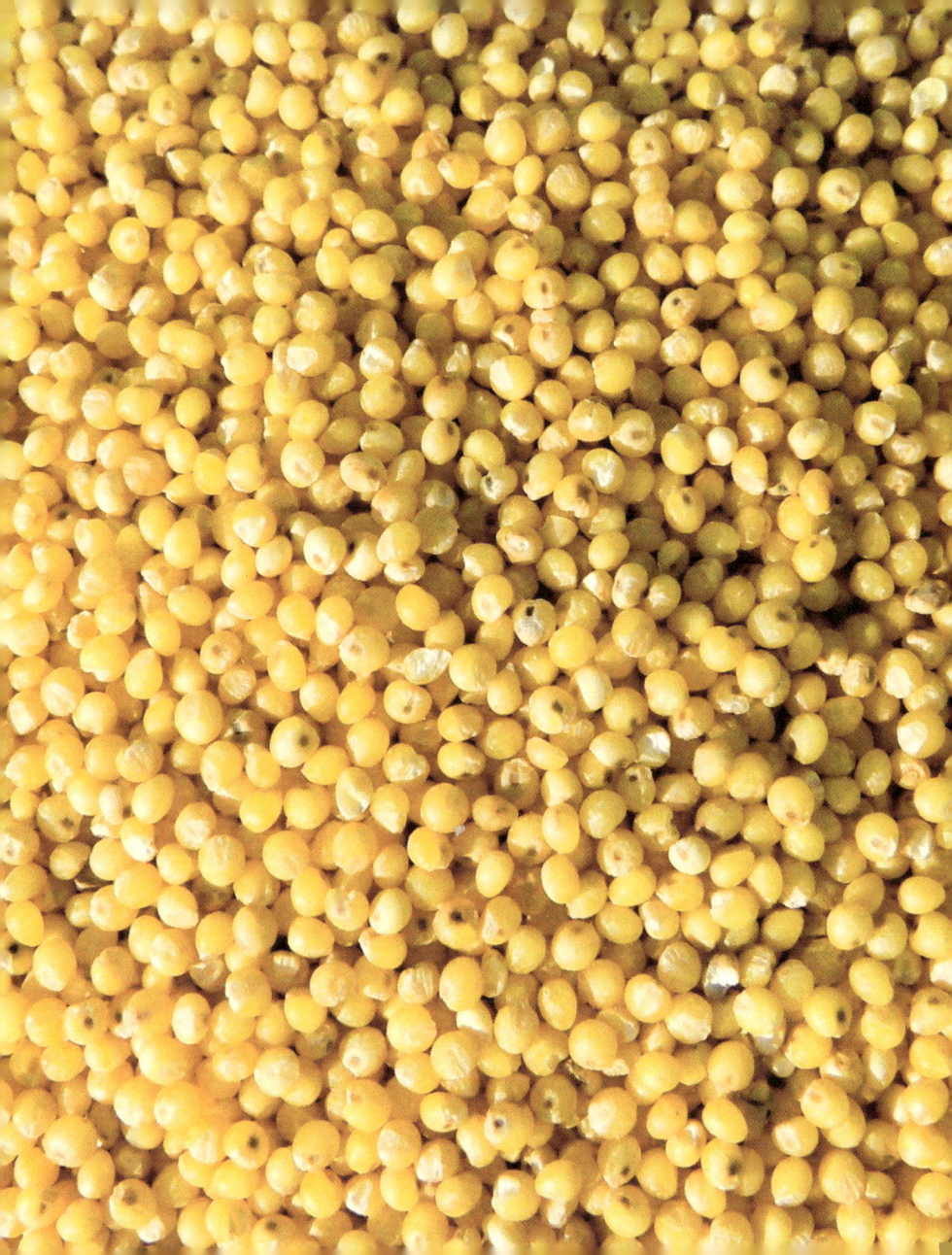

Sehr kalziumreich ist das Pseudogetreide Amaranth, es enthält sogar fast doppelt so viel Kalzium wie Kuhmilch! Aber auch Hafer und Teff (s. S. 57) haben einen relativ hohen Kalziumgehalt.

Rheumatische Erkrankungen (z. B. Arthritis und Arthrose)

Der rheumatische Formenkreis umfasst sehr viele Krankheitsbilder, die alle mit chronischen Entzündungen des Bewegungsapparates, Schmerzen und Schwellungen der Gelenke und oft auch Bewegungseinschränkungen verbunden sind. Die *Arthritis* ist eine entzündliche Gelenkerkrankung, die durch Stoffwechselstörungen oder Verschleiß entsteht und oft (aber nicht immer) in der Folge zur *Arthrose* führt, einer degenerativen Gelenkerkrankung, bei der sich die Gelenke verformen und zerstört werden. Diese kann aber auch durch angeborene oder erworbene Fehlstellungen und Übergewicht entstehen.

Was Sie tun können
- Trinken Sie Grünen Haferkrauttee (s. S. 50).
- Nehmen Sie Haferstrohbäder (s. S. 51 f.).
- Gegen Schmerzen helfen Körner-Wärmekissen (s. S. 66) und Weizengras-Umschläge (s. S. 110).
- Machen Sie eine Hirse- (s. S. 64 f.) oder Dinkelkur (s. S. 87 f.).

- Eine basenbetonte vegetarische Ernährung enthält im Gegensatz zu tierischen Nahrungsmitteln am wenigsten Arachidonsäure und wirkt dadurch antientzündlich.

Schlafstörungen

Schlafmangel und zu wenig Tiefschlafphasen haben zur Folge, dass man tagsüber müde, unkonzentriert, gereizt und weniger leistungsfähig ist. Lang anhaltender Schlafmangel schwächt das Immunsystem. Ursachen können psychische Belastungen, Stress, Depressionen, zu langes abendliches Fernsehen oder ein zu spätes Abendessen sein, aber auch hoher Kaffee- und Alkoholkonsum sowie diverse Medikamente können den Schlaf stören. Manchmal fehlt auch einfach nur der richtige Lebensrhythmus, also regelmäßige Schlafenszeiten und »Zubettgeh-Rituale«.

Was Sie tun können
- Nehmen Sie vor dem Zubettgehen ein entspannendes Haferstrohbad (s. S. 51 f.) und/oder die Hafertinktur (s. S. 51).
- Trinken Sie täglich etwa ½ l Weizentee (s. S. 87).
- Essen Sie möglichst nicht später als 19 Uhr zu Abend und vermeiden Sie aufregende Filme oder Gespräche vor dem Schlafengehen. Gehen Sie möglichst immer zur gleichen Zeit ins Bett.

Übergewicht

Bei jeder Form des Übergewichts wird mehr Energie aufgenommen (also mehr gegessen), als Energie verbraucht wird. Das passiert besonders leicht durch wertloses, fett- und kalorienreiches Fastfood. Da die Folgen von Übergewicht sehr gefährlich sein können (Bluthochdruck, Schlaganfall, Herzinfarkt), sollte man schnell Abhilfe schaffen durch eine Umstellung der Ernährung auf eine rohkostbetonte Vollwertkost sowie viel Bewegung. Auch mögliche psychische Ursachen sollten geklärt werden.

Was Sie tun können
- Trinken Sie zur Entschlackung Grünen Haferkrauttee (s. S. 50), Gerstenwasser (s. S. 73 f.) oder Grassäfte, gemischt mit frisch gepresstem Stangensellerie-, Apfel- und Rote-Bete-Saft (s. S. 112).
- Verwenden Sie nur ballaststoffreiches Vollkorngetreide (keine Auszugsmehle!) und machen Sie eine Dinkelkur (s. S. 87 f.).
- Machen Sie einmal pro Woche einen Rohkosttag (nur rohes Gemüse, Obst, Salate und Keimlinge essen) oder einen Apfel-Reis-Tag (über den Tag verteilt nur 200 g Reis und 3–4 geriebene Äpfel verzehren).

Übersäuerung (Azidose)

Übersäuerung wird vor allem durch eine Überernährung mit tierischem Eiweiß (Fleisch, Käse, Eier, Milchprodukte) verursacht, denn dadurch werden im Körper zu viele Säuren (wie Harnsäure und Arachidonsäure) gebildet, die auf Dauer nicht mehr genügend ausgeschieden werden können. Zusätzlich wirken auch negative Emotionen wie Ärger, Wut oder Sorgen übersäuernd auf den Organismus (im Volksmund sagt man dann sogar: »Ich bin sauer«). Folgen von Azidose können z. B. Magen- und Darmentzündungen, rheumatische Erkrankungen und Herzerkrankungen sein.

Was Sie tun können
- Trinken Sie Grünen Haferkrauttee (s. S. 50).
- Nehmen Sie Haferstrohbäder (s. S. 51 f.).
- Machen Sie eine Hirse- (s. S. 64 f.) oder Dinkelkur (s. S. 87 f.).
- Sehr basisch bzw. entsäuernd wirken Grassäfte (s. S. 109 ff.) sowie Keimlinge (s. S. 100 ff.).
- Essen Sie basenbetont: Mindestens 70 % der Nahrung sollten aus Gemüse, Obst, Salaten, Kartoffeln, Keimlingen und Kräutern bestehen. Meiden Sie die Hauptsäurebildner (v. a. Fleisch, Wurst, Weißmehl, Zucker, Alkohol, Kaffee).

Verspannungen (z. B. Nacken- oder Rückenschmerzen)

Muskelverspannungen werden häufig durch innere Anspannung und Stress verursacht. Oft ist auch eine ergonomisch ungünstige Haltung (z. B. beim Sitzen am Computer) oder überhaupt zu langes Sitzen und zu wenig Bewegung die Ursache von Nacken- und Rückenschmerzen. Eine chronische Übersäuerung (s. S. 140 f.) fördert zusätzlich Verspannungen und Muskelschmerzen.

Was Sie tun können

- Verwenden Sie ein Hirse- oder Dinkelspelzkopfkissen (s. S. 66).
- Körnerkissen (als Nackenhörnchen) helfen bei Schmerzen als entspannendes Wärmekissen (s. S. 93).
- Essen Sie basenbetont: Grassäfte, Keimlinge, Obst, Gemüse sowie Hirse und Dinkel wirken basisch und entzündungshemmend.

Verstopfung (Obstipation)

Von einer Verstopfung spricht man, wenn die Darmentleerung zu selten stattfindet (d. h. weniger als 3-mal wöchentlich) und der Stuhl zu hart ist. Meist sind die Ursachen eine Erschlaffung der Darmmuskulatur durch zu konzentrierte, ballaststoffarme Ernährung und zu wenig Flüssigkeitszufuhr sowie Bewegungsmangel. Aber sie kann auch durch psychisch bedingte Verkrampfungen entstehen, die dann zuerst behoben werden müssen, bevor man verstärkt ballaststoffreiche Vollwertkost einsetzt.

Was Sie tun können

- Verwenden Sie kurmäßig Hafer- (s. S. 48 f.) oder Weizenkleie (s. S. 87) und essen Sie ballaststoffreiche Vollwertkost (zusätzlich viel trinken!).
- Mild verdauungsfördernd wirken Dinkelschrotbrei (s. S. 89), Frischkornbrei (s. S. 96 f.) und Dinkelkaffee (aus Bioladen oder Reformhaus).
- Entschlackend wirken Grassäfte (s. S. 109 ff.), Grüner Haferkrauttee (s. S. 50) und Gerstenwasser (s. S. 73 f.).

Rezepte

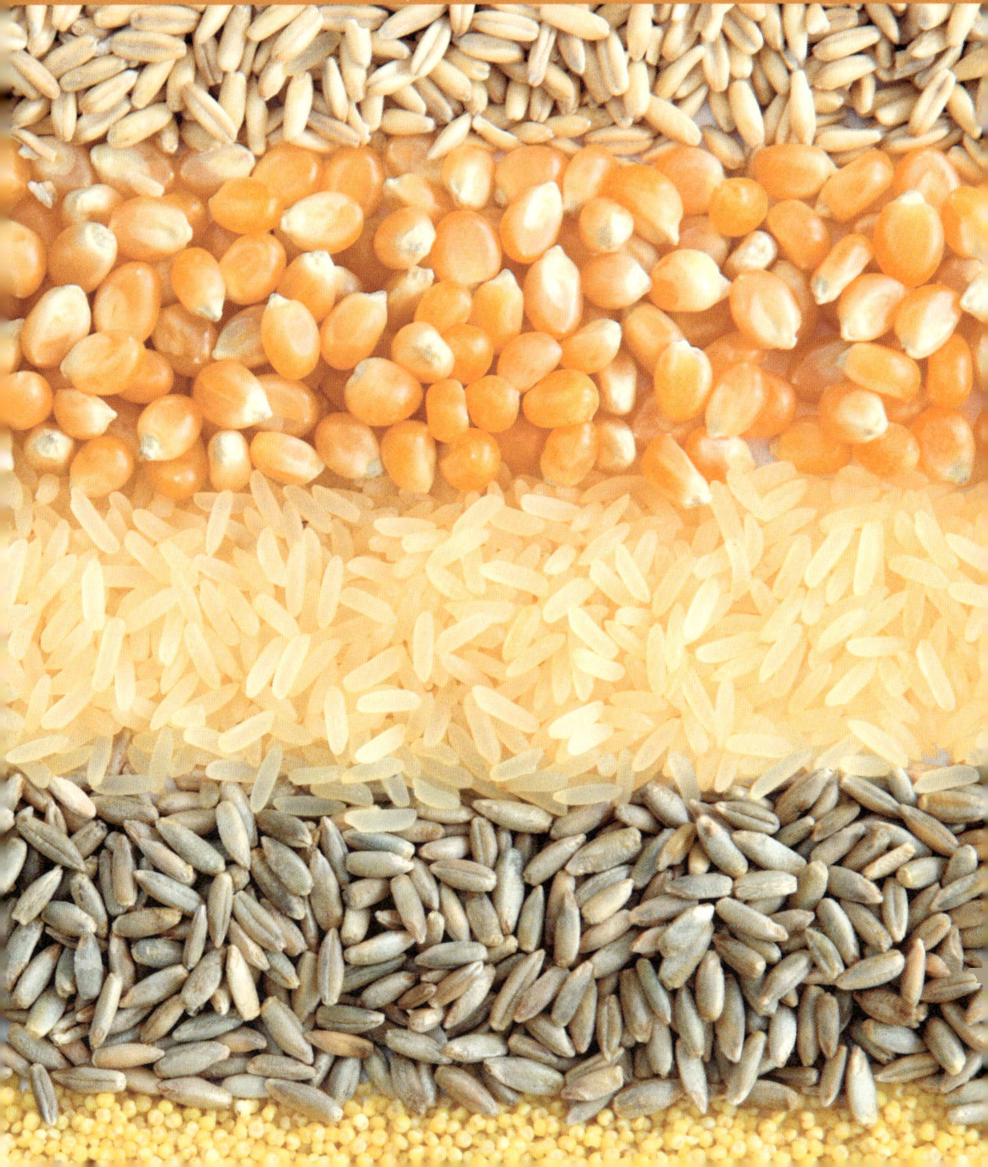

Rezepte mit Getreide

Die *kursiv gesetzten* Rezepte eignen sich auch als Heilrezepte; ihre Anwendung und Zubereitung ist im vorderen Teil des Buches beschrieben.

Inhaltsübersicht

Kleine Einführung in die Getreideküche

Im Folgenden finden Sie eine Einführung in die Getreideküche sowie eine Auswahl an leckeren und bewährten Rezepten für jede Gelegenheit. Falls nicht anders angegeben, sind alle Rezepte für **4 Personen** berechnet. Sämtliche Rezepte sind vegetarisch, teilweise auch vegan (= ohne tierisches Eiweiß). Glutenfreie Rezepte sind entsprechend gekennzeichnet.

Verwendungsmöglichkeiten für Getreide
Getreide in den verschiedensten Variationen ist unverzichtbarer Bestandteil vieler leckerer, sättigender und abwechslungsreicher Gerichte der Vollwertküche. Die Verwendungsmöglichkeiten sind ausgesprochen vielseitig, hier nur einige Beispiele:

- *Ganze Körner* eignen sich z. B. für Aufläufe, Suppen und (gekocht wie Reis) als Beilage oder auch gekeimt in Müslis und Salaten. Es gibt auch vorgegarte Varianten (Thermogetreide) von einigen Getreidesorten (z. B. Reis, »Dinkel wie Reis« und »Weizen wie Reis«).
- *Schrot* eignet sich vor allem für Müslis, Breie, Bratlinge, Aufläufe, Füllungen, Suppen und Brot.
- *Flocken* sind ideal für Müslis, Bratlinge und Breie.
- *Mehl* wird eingesetzt für Brot, Kuchen, Kekse, Eierkuchen, Nudeln, Klöße, Suppen und Soßen.
- *Getreidemilch oder -sahne* ist ein idealer und wohlschmeckender veganer Ersatz für Kuhmilch bzw. -sahne (s. S. 130). Sie wird aus vermahlenem und fermentiertem Getreide und Wasser hergestellt.
- *Getreidekaffee* ist ein bekömmlicher koffeinfreier Kaffee-Ersatz.

Für *süße Getreidegerichte* (wie Frühstücksbreie, Müslis, Aufläufe, Gebäck) eignen sich vor allem Zutaten wie frisches Obst (je nach Jahreszeit), Trockenfrüchte (Rosinen, Datteln, Pflaumen, Aprikosen usw.), Nüsse, Samen, Sahne, Milch oder Getreidemilch sowie Zimt, Ingwer, Kardamom und Anis. Für *pikante Gerichte* (wie Bratlinge, Suppen, Aufläufe etc.) empfehlen sich jegliches Gemüse, Kartoffeln, Hülsenfrüchte, Pilze, Zwiebeln, Tofu, Fleisch, Tomatensoße, Käse sowie Kräuter und Gewürze (z. B. Kerbel, Koriander, Majoran, Muskat, Rosmarin, Salbei, Thymian). Wer vegetarisch oder vegan isst, kann durch entsprechende Kombinationen von Getreide mit Hülsenfrüchten, Kartoffeln oder Ei eine optimale Eiweißversorgung erreichen. Ein ganz besonderer Genuss sind selbst gemachte Nudeln sowie selbst gemachtes Brot bzw. Brötchen. Das geht einfacher, als man denkt, macht Spaß und schmeckt einfach köstlich.

Tipps zur Zubereitung von Getreide

- Pro Person und Portion rechnet man ca. 50–70 g Getreide als Beilage bzw. für gekochte/gebratene Getreidegerichte. Für Frischkornbrei oder Müsli reichen pro Person 2–3 EL Schrot oder Flocken.
- *Einweichen* und *Nachquellen* (s. Tabelle S. 148) sowie *Schroten* verkürzt die Kochzeit und verbessert Geschmack und Bekömmlichkeit.
- Durch *Darren* (= Trocknen der Körner im Backofen für 30–60 Min. bei 70 °C; ein uraltes Verfahren, das in der Steinzeit auf von der Sonne erhitzten Steinen durchgeführt wurde) oder durch trockenes Anrösten in der Pfanne werden die Körner aufgeschlossen und schmecken würziger.
- Vor dem Kochen spülen Sie die benötigte Menge an Getreidekörnern gründlich in einem Sieb kalt (Hirse heiß!) ab.

- Für 200 g Getreidekörner benötigen Sie ca. ½ l Kochwasser bzw. immer ungefähr die 2½-fache Menge Wasser.
- Bei Schrot oder Bulgur reicht die 2-fache Wassermenge.
- Auf Vorrat gekocht, hält sich Getreide im Kühlschrank ca. 1 Woche.

Getreide-Grundrezepte

Grundrezepte für je 200 g ganze Körner (= Menge für ca. 4 Personen)			
	Einweichen (Einweichwasser auch als Kochwasser verwenden)	Kochen (nach Aufkochen bei niedriger Hitze mit geschlossenem Topfdeckel)	Nachquellen (bei geschlossenem Topfdeckel)
Bulgur/ Couscous und Grieß		nur in kochendes Wasser einrühren	15 Min.
Getreideschrot	nicht unbedingt nötig (nur bei Frischkornbrei)	5–15 Min.	10–15 Min.
Dinkel	3–8 Std.	1–1½ Std.	30 Min.
Gerste	3–8 Std.	1–2 Std.	15–30 Min.
Grünkern	0–3 Std.	½–1 Std.	10 Min.
Hafer	0–2 Std.	1–1½ Std.	15–30 Min.
Hirse	0–2 Std.	15 Min.	15–20 Min.
Weizen	5–8 Std.	1½–2 Std.	30 Min.

Die Rezepte im Einzelnen

Frühstück

Buntes Flockenmüsli

1 EL Weizen- oder Dinkelflocken

1 EL Hirseflocken

2 EL Haferflocken

1 Karotte

1 Apfel

1 Banane

1 EL Honig

1 EL Rosinen

1 EL Sonnenblumenkerne

2 TL Sesamsaat

2–3 EL Getreide- oder Sojamilch

Weizen- bzw. Dinkel- und Hirseflocken 1–2 Std. einweichen, dann mit den Haferflocken mischen, Karotte und Apfel reiben, Banane klein schneiden und alles zusammen mit den restlichen Zutaten vermischen.

Fruchtiger Gerstenbrei

200 g Vollkorngerste (Sprießkorn- oder Nacktgerste)

500 ml Wasser

400 g frisches Obst (z. B. Äpfel,

Pflaumen, Pfirsiche, Bananen)

1 EL Butter

1–2 EL Honig, Zucker oder Rübensirup

Gerstenkörner schroten und in dem Wasser 20 Min. einweichen, dann aufkochen, 15 Min. köcheln und ca. 10 Min. ausquellen lassen. Inzwischen das Obst entkernen und klein schneiden bzw. reiben. Dann die Butter und das Obst unter den Brei rühren, nach Geschmack süßen und warm servieren.

Salate und Vorspeisen

Chicoréesalat mit Getreidesprossen

500 g Chicorée

2 süße Äpfel

1 Banane

2 Kiwis

2 TL frischer Zitronensaft

3 EL Sonnenblumenöl

etwas Kräutersalz

½ TL Honig

4 EL Gersten- oder Weizensprossen

100 g Sahne oder Joghurt (nach Wunsch)

Chicorée putzen (dabei das hintere Ende keilförmig herausschneiden), dann in Streifen schneiden. Obst schälen, würfeln und mit dem Zitronensaft mischen. Alles zusammen mit den restlichen Zutaten vermengen.

Tabbouleh (orientalischer Salat)

100 g Couscous oder Bulgur

Saft von 1–2 Zitronen

2 EL Olivenöl

50 g glatte Petersilie

50 g frische Minze

3 Frühlingszwiebeln

2–3 Tomaten

Salz und Pfeffer nach Geschmack

Couscous mit so viel heißem Wasser übergießen, dass die Körner bedeckt sind. 10 Min. quellen lassen und den ausgepressten Zitronensaft untermischen. Öl, gewaschene und gehackte Blätter der Kräuter und in feine Röllchen geschnittene Frühlingszwiebeln untermischen. Tomaten heiß überbrühen, häuten, in kleine Würfel schneiden und dazumischen. Mit Salz und Pfeffer würzen und vor dem Servieren kühl stellen.

16 Tabbouleh ist besonders im Sommer eine erfrischende und leichte Mahlzeit.

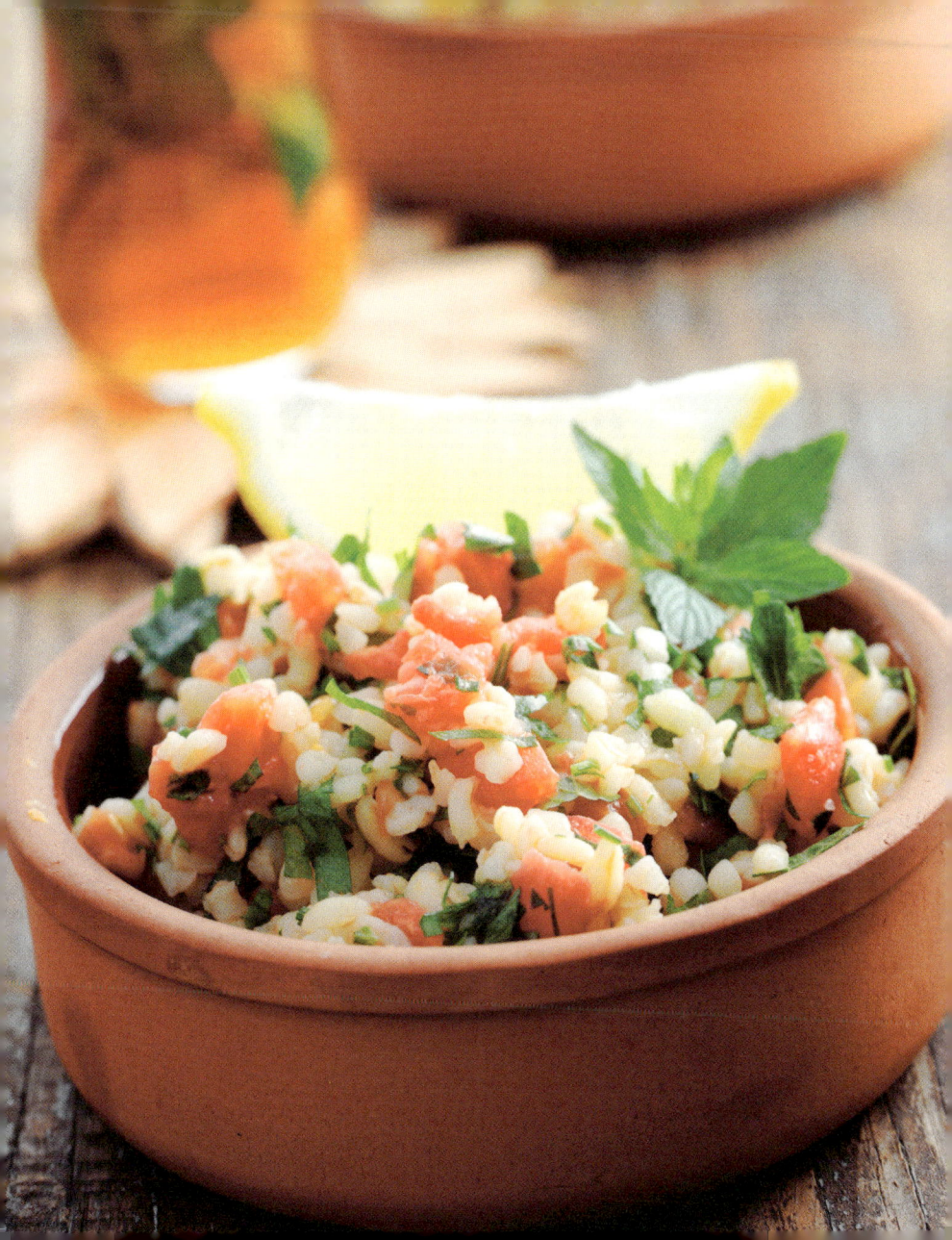

Suppen und Soßen

Brotsuppe

1 Bund Suppengrün (Lauch, Möhre, Sellerie, Petersilie)
1,2 l Gemüsebrühe
1 Zwiebel
1 Knoblauchzehe

2 EL Sonnenblumenöl
200 g Vollkornbrot, gewürfelt
Gewürze (Pfeffer, Kümmel, Fenchel, Koriander)
1 Bund Schnittlauch

Das Suppengrün würfeln und in der Gemüsebrühe garen. Zwiebel und Knoblauch fein würfeln und im Öl andünsten, die Brotwürfel zugeben und etwas anbräunen lassen. Dann alles zum Gemüse geben und die Suppe nach Geschmack würzen, zuletzt mit Schnittlauchröllchen bestreuen.
Variation: Zusätzlich können auch gebratene Pilze zugefügt werden. Das Rezept eignet sich sehr gut zum Verwerten von Brotresten. Hartes Brot kann man zusammen mit dem Gemüse kochen und die Suppe dann pürieren.

Gerstengraupen-Eintopf

60 g Gerstengraupen
1 ½ l Gemüsebrühe
1 Stange Lauch
1 Möhre
¼ Knollensellerie

2–3 Kartoffeln, geschält und gewürfelt
Muskat (nach Geschmack)
Suppenkräuter, gehackt
20 g Butter

Die Graupen zugedeckt in der Gemüsebrühe köcheln lassen, nach ca. 45 Min. das geputzte und klein geschnittene Gemüse, Kartoffeln und Muskat

zufügen und alles weitere 30 Min. kochen lassen. Zum Schluss die Suppenkräuter und etwas Butter hinzufügen.

Hirse-Tomaten-Suppe (glutenfrei)

1 Zwiebel

20 g Butter

100 g Hirse

1–2 Tomaten, gewürfelt

1 rote Paprika, entkernt und gewürfelt

1 l Gemüsebrühe

frische Kräuter (z. B. Petersilie, Ore-
gano, Koriander, Thymian)

1 Knoblauchzehe

50 g geriebener Käse

Zwiebel fein würfeln, dann in einem Topf in Butter glasig andünsten. Hirse
und Gemüse dazugeben, die Brühe aufgießen und alles ca. 20 Min. köcheln
lassen. Nach Geschmack mit den Kräutern und dem Knoblauch abschmecken. Die Suppe auf dem Teller mit Käse bestreuen.

Petersiliensoße

1 EL Butter oder Margarine

20 g Hirse (oder Dinkel), fein gemahlen

¼ l Gemüsebrühe

1 Bund glatte Petersilie, fein gehackt

Kräutersalz

Muskat

1 Spritzer Zitronensaft

Butter aufschäumen lassen und gemahlene Hirse (bzw. Dinkel) unter Rühren darin anschwitzen. Die Brühe langsam aufgießen und das Ganze 10 Min.
leicht köcheln lassen. Die Petersilie (nach Geschmack auch andere frische
Kräuter) unterheben und mit Gewürzen und Zitrone abschmecken.

Hauptspeisen und Beilagen

Brokkolinudeln mit Tofu und Nüssen

300 g Tofu (natur)

1 Stück frischer Ingwer (2 cm)

4 EL Sojasoße

600 g Brokkoli

50 g Cashewkerne

170 g Bandnudeln

4 EL Sojaöl

2–3 Zwiebeln

Meersalz

Pfeffer

7 EL Gemüsebrühe

etwas Chinagewürz

Tofu würfeln, Ingwer schälen und reiben, alles mit Sojasoße mischen und 30 Min. in dieser Marinade ziehen lassen. Brokkoli waschen und mit Stiel in kleine Stücke schneiden, Cashewkerne längs halbieren oder grob hacken. Nudeln nach Packungsanleitung zubereiten.

In großer Pfanne Cashewkerne trocken anrösten, dann herausnehmen. Öl darin erhitzen, Tofu aus der Marinade nehmen, abtropfen lassen und 3 Min. knusprig braten. Tofu aus der Pfanne nehmen und auf Küchenpapier abtropfen lassen. Zwiebeln hacken und mit Brokkoli im verbliebenen Öl unter Rühren 5 Min. braten. Würzen, Gemüsebrühe und die Marinade angießen. Tofu, Cashewkerne und Nudeln untermischen, kurz weiterbraten, dann mit Chinagewürz abschmecken.

Champignons im Teigmantel

150 g Weizenvollkornmehl

75 g Butter

1 Ei

2–3 TL körnige Gemüsebrühe

Pfeffer

1 mittelgroße Zwiebel, fein gehackt

½ Bund Petersilie, fein gehackt

400 g frische mittelgroße Champignons

etwas Mehl zum Wälzen

Öl zum Braten

Alle Zutaten bis auf die Pilze zu einem geschmeidigen Teig verarbeiten (ggf. etwas Wasser zugeben). Pilze putzen und einzeln erst in Mehl wälzen, dann mit nassen Händen in etwas Teig einhüllen und in heißem Öl knusprig braun braten. Dazu passt Salat oder Gemüse.

Grünkernfrikadellen

200 g Grünkernschrot

300 ml Wasser

1 EL gekörnte Gemüsebrühe

1 Zwiebel

1 Ei

½ TL Majoran

2 EL gehackte Petersilie (frisch oder getrocknet)

Fleischgewürzmischung oder Salz, Pfeffer und Muskat

etwas Dinkelmehl

Öl zum Braten

Grünkernschrot mit Wasser und Gemüsebrühe aufkochen und 15 Min. köcheln, bis alles Wasser aufgesogen ist. Bei offenem Topfdeckel ausdampfen lassen. Zwiebel fein hacken und mit Ei, Kräutern und Gewürzen unter die Masse rühren. Abkühlen lassen. So viel Mehl zufügen, bis die Masse fest genug ist, um Bratlinge zu formen, diese in heißem Öl in einer Pfanne von beiden Seiten knusprig braun braten.

Haferknödel

500 g Pellkartoffeln
(am Vortag gekocht)
50 g Haferflocken
½ Bund glatte Petersilie, gehackt

3 Eigelb
50 g Hafermehl (aus gemahlenen
Haferflocken herstellen)
Muskat, Salz, Pfeffer

Die Kartoffeln pellen und raffeln, die Haferflocken ohne Fett goldgelb rösten und mit Petersilie, den Eigelben und Hafermehl vermischen. Mit Muskat, Salz und etwas Pfeffer abschmecken und etwa zwölf Knödel formen. Salzwasser zum Kochen bringen und die Knödel bei offenem Deckel ca. 20 Min. bei mittlerer Hitze garen. Dazu passt z. B. frisches Möhrengemüse und eine Soße (z. B. die Petersiliensoße von S. 153).

Gemüsequiche mit Schafskäse

125 g Butter
200 g Weizenmehl
1 TL Backpulver
¼ l Milch oder 250 g Sahne
3 Eier

500 g Porree
500 g Möhren
200 g Schafskäse
Salz und Pfeffer
Muskat

Aus 100 g Butter, Mehl, Backpulver, Salz, 2 EL Milch bzw. Sahne und einem Ei einen Teig kneten und in Alufolie verpackt in den Kühlschrank legen. Den Porree putzen, gründlich waschen, in Ringe schneiden und in 1 EL Butter 10 Min. andünsten. Möhren putzen, in dünne Scheiben schneiden und in wenig Wasser weich garen, dann mit dem Porree vermischen. Restliche Milch und Eier mit der Hälfte vom Käse pürieren und würzen. Den restlichen

Käse würfeln und unter das Gemüse mischen. Backofen auf 200 °C vorheizen, eine Springform mit dem gekühlten Teig dünn auslegen und die Gemüse-Käse-Mischung darauf verteilen. Alles mit der Eiermilch begießen und ca. 50 Min. backen. Die Quiche schmeckt warm oder kalt.

Hirse-Gemüse-Bratlinge (glutenfrei)

150 g Hirseflocken
1 EL körnige Gemüsebrühe
300 ml kochendes Wasser
3–4 Frühlingszwiebeln (oder
1–2 Zwiebeln)

2–3 Möhren, geschält
ggf. 1 Ei und/oder etwas Dinkelmehl
etwas Salz und Pfeffer
Sonnenblumenöl

Die Hirseflocken in eine Schüssel geben, mit dem Gemüsebrühe-Pulver mischen, dann das kochende Wasser darübergießen, alles gut mischen und 15 Min. quellen lassen. Frühlingszwiebeln in feine Ringe schneiden (oder die Zwiebel fein hacken), Möhren fein raffeln, alles mit der Hirse vermengen (evtl. ein Ei zugeben, wenn die Masse zu krümelig ist) und leicht mit Salz und Pfeffer würzen. Bratlinge formen (wenn die Masse zu feucht ist, etwas Mehl untermischen). Das Öl in der Pfanne erhitzen und die Bratlinge auf beiden Seiten goldbraun braten. Dazu passt z. B. ein Salat.

Selbst gemachte Nudeln

250 g feines Dinkel- oder
Weizenmehl
1 TL Salz
2–3 Eier

1 EL Sonnenblumenöl
2 EL Wasser

Alle Zutaten gründlich zu einem Teig verkneten. Diesen mit dem Handballen kräftig bearbeiten, bis er sehr elastisch ist und nicht mehr klebt. In ein Tuch einschlagen und 15 Min. ruhen lassen. Dann auf einem bemehlten Brett ca. 5 mm dünn und gleichmäßig ausrollen. Kurz trocknen lassen, dann

- portionsweise durch eine Nudelmaschine drehen oder
- mit Messer und Lineal in je 1 cm große Streifen schneiden oder
- Teig zusammenrollen und dann je 1 cm breite Streifen abschneiden.

Die Nudeln auf einem bemehlten Tuch oder Brett ausgebreitet 30 Min. trocknen lassen. Dann in kochendem Salzwasser 8–10 Min. bissfest kochen und mit einer Soße oder als Beilage servieren.

Pikante Muffins mit Zucchini und Pilzen (6 Stück)

75 g Gerstenmehl	40 g schwarze Oliven ohne Stein
75 g Weizenmehl	60 g Champignons, geputzt
2 TL Backpulver	60 g Zucchini
2 TL Kräuter der Provence	100 ml Wasser
2 Eier	Salz und Pfeffer
4 EL Olivenöl	

Mehl, Backpulver und Kräuter mischen. Eier und Öl verrühren, Oliven und Pilze hacken, Zucchini reiben. Alles gut vermischen, Wasser hinzufügen, nach Geschmack würzen. Backofen auf 180 °C (Umluft 160 °C) vorheizen, Teig in ein gefettetes 6er-Muffinblech füllen und ca. 20 Min. backen.

Süß- und Nachspeisen

Apfel-Hirse-Bratlinge

200 g Hirseflocken	1 Tasse Rosinen
1 TL Zimt	3 EL Dinkelmehl
400 ml kochendes Wasser	ggf. etwas Honig
2–3 süße Äpfel	Sonnenblumenöl

Hirseflocken in einer hitzefesten Schüssel mit Zimt mischen, das kochende Wasser darübergießen und gut mischen. Ca. 15 Min. quellen lassen. Die Äpfel schälen und raspeln und zusammen mit den Rosinen, dem Mehl und evtl. etwas Honig gut mit dem Teig vermischen. Öl in einer Pfanne erhitzen und die Bratlinge bei mittlerer Hitze von beiden Seiten goldbraun braten.

Kokosbällchen

100 g Tsampa (geröstetes Gersten-mehl, erhältlich im Naturkostladen)	½ Tasse Rosinen und/oder kleine Datteln
1 EL weiche Butter	2 TL flüssiger Honig
½ Tasse Milch, Getreidemilch oder Wasser	30 g Kokosraspel (einen Teil zum Wälzen der Bällchen beiseitestellen)

Alle Zutaten gut vermischen und dann zu Bällchen verkneten (ca. 6 Stück), die jeweils in Kokosraspeln gewälzt werden.
Tipp: Statt Kokosraspeln eignen sich auch fein gehackte Nüsse oder Samen.

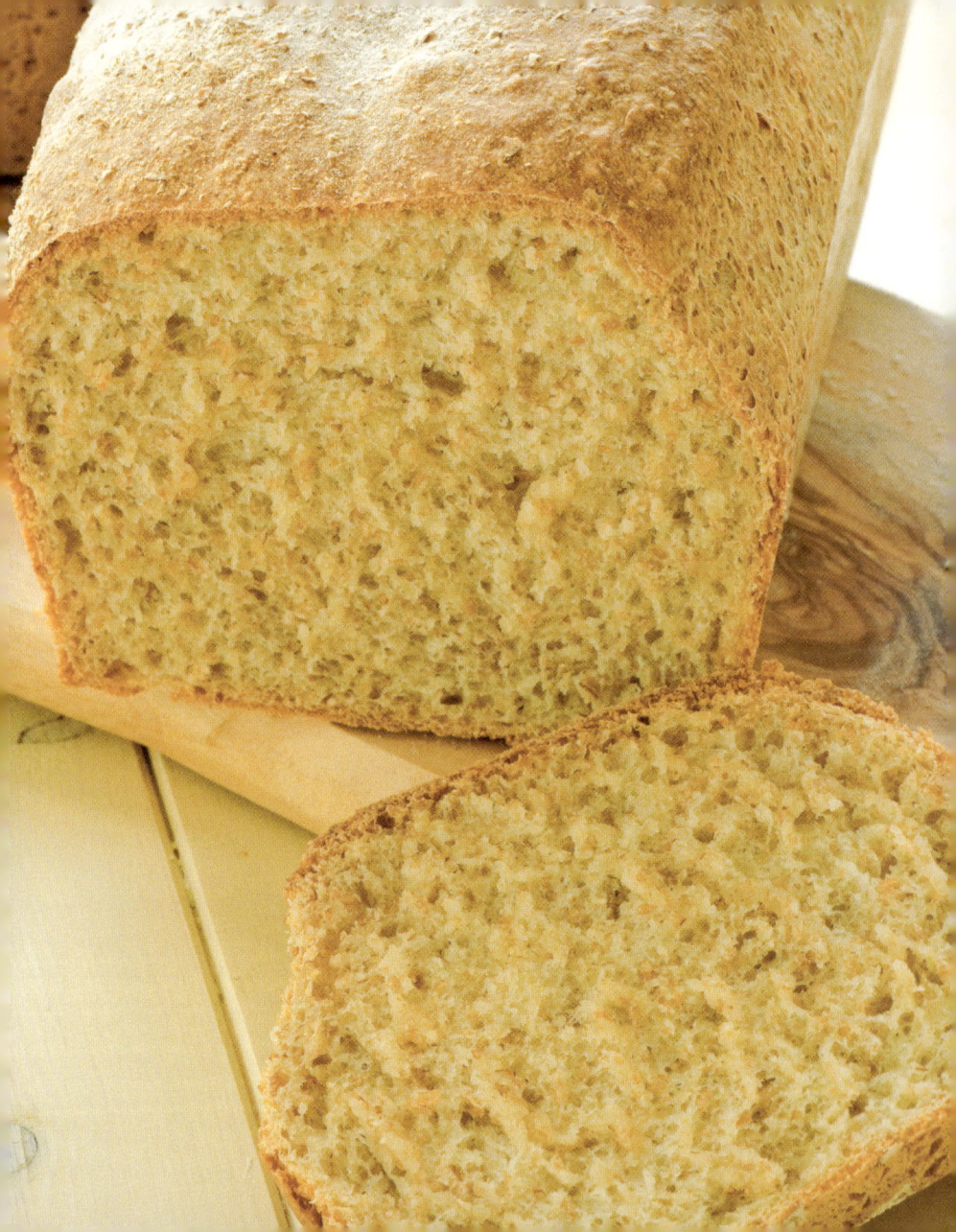

Hirse-Erdbeer-Creme (glutenfrei)

2 Tassen Hirse
4 Tassen Wasser
1 EL Butter
(oder 2 EL Sahne)
Zimt und Vanille
2 EL Honig

2 Tassen frische Erdbeeren,
gewaschen und geputzt
1 süßer Apfel, geschält und entkernt
1 Banane, geschält
Schlagsahne oder Sprühsahne
zum Dekorieren

Hirse heiß abspülen und ca. 15 Min. bei mittlerer Hitze im Wasser weich kochen (das Kochwasser soll fast eingezogen sein), dann 15 Min. ausquellen lassen. Butter, Gewürze und Honig unterrühren. Vorbereitetes Obst zerkleinern und zusammen mit der Hirse sehr fein pürieren. Mit Schlagsahne garnieren.

Brot und Gebäck

Dinkelbrot oder -brötchen (Grundrezept)

1 TL Salz
½ Würfel Hefe

150 ml lauwarmes Wasser
500 g Dinkelvollkornmehl

Salz und Hefe im Wasser auflösen, dann das Mehl unterrühren und gründlich durchkneten. Den Teig 1 Std. zugedeckt an einem warmen Ort ruhen lassen, dann nochmals durchkneten. Für *Brot* den Teig in eine Kastenform füllen und oben mehrfach einschneiden, für *Brötchen* diese mit der Hand formen, auf ein geöltes Backblech legen und ebenfalls oben einschneiden. Teig nochmals 15 Min. ruhen lassen, in der Zeit den Backofen auf 250 °C vor-

*17 Frisches, selbst gebackenes Brot ist eine Köstlichkeit –
und gar nicht schwierig herzustellen.*

heizen und eine hitzefeste Schüssel mit Wasser auf den Boden des Backofens stellen. Dann die Brötchen (oder das Brot) mit Wasser bestreichen und im Ofen 25–30 Min. backen. Auf einem Gitter auskühlen lassen.

Variationen: Für Rosinenbrötchen dem Teig ca. 100 g Rosinen und statt Salz 2 TL Honig zufügen. Für Kleiebrot oder -brötchen ca. 100 g Mehl durch Hafer- oder Weizenkleie ersetzen. Für kernige Brötchen ca. 2 EL gehackte Mandeln oder Sonnenblumenkerne zufügen.

Emmer-Sauerteigbrot

500 g Emmer-Vollkornmehl (ersatzweise Kamut- oder Dinkelmehl)

Wasser
2 TL Salz

1. *Für den Sauerteigansatz* 1 Tasse Mehl und 1 Tasse warmes Wasser verrühren, 36 Std. bei Zimmertemperatur stehen lassen, alle 12 Std. umrühren.
2. *Für den Vorteig* 200 g Mehl und 100 ml Wasser mit dem Sauerteigansatz gut vermischen und weitere 8 Std. bei Zimmertemperatur gehen lassen.
3. *Für den Hauptteig* 250 g Mehl, 2 TL Salz, 100 ml Wasser zum Vorteig geben und gut durchkneten. Dann den Teig in eine gefettete Kastenform füllen, zugedeckt an einem warmen Ort ca. 1 Std. gehen lassen, dann im vorgeheizten Backofen 65 Min. bei 200 °C backen.

Fladenbrot

100 g Dinkel- oder Kamutmehl
100 g Gerstenmehl
½–1 TL Salz
3 EL Sonnenblumenöl

2 EL Sesam oder Sonnenblumenkerne (oder gemischt)
100 g Wasser

Alle Zutaten miteinander verkneten und ½ Std. ruhen lassen. Ofen auf 250 °C vorheizen, Teig zu etwa vier Kugeln formen und diese auf einem gefetteten Backblech sehr flach ausrollen. Evtl. mit einigen Kernen bestreuen. 10–15 Min. backen (zwischendurch einmal wenden).

Variation: Statt der Gerste können Sie auch Hirse verwenden (dann 50 g Hirse- und 150 g Dinkelmehl mischen).

Haferkleie-Muffins (6 Stück)

2 EL Sonnenblumenöl
60 g Haferkleie
2 TL Zucker oder Honig
1 TL Zimt
2 TL Backpulver

1 süßer Apfel, geschält und entkernt
100 ml Hafermilch
20 g Rosinen

Sechs Muffinförmchen mit Öl einpinseln und den Backofen auf 200 °C vorheizen. Haferkleie mit Zucker, Zimt und Backpulver vermischen. Den Apfel fein reiben und zusammen mit der Milch und den Rosinen zur Haferkleie geben, alles gut vermischen. In die Förmchen füllen und ca. 20 Min. auf der oberen Schiene backen.

Versunkener Aprikosenkuchen

100 g Weizen- oder Dinkelvollkornmehl
½ Pck. Backpulver
100 g Butter

2 Eier
200 g brauner Zucker
oder Honig (100 g, wenn
Sie Dosenobst verwenden)

abgeriebene Schale einer
Biozitrone

2 EL Zitronensaft

1 Pck. Vanillezucker

1 kg reife Aprikosen

ggf. Puderzucker zum Bestäuben

Mehl mit Backpulver mischen. Butter schmelzen, etwas abkühlen lassen, dann mit den anderen Zutaten (außer den Aprikosen) zu einem dickflüssigen Teig verarbeiten. Die Aprikosen waschen, entsteinen und unter den Teig mischen. Den Teig in eine gefettete und mit Mehl ausgestäubte Springform (Ø 26) füllen und im vorgeheizten Backofen bei 180 °C ca. 50 Min. backen. Nach Wunsch den Kuchen vor dem Servieren mit Puderzucker bestäuben.

Teffbrot (glutenfrei)

500 g Teffmehl (s. S. 57)

1 TL Salz

2 TL Sonnenblumenöl

1 Pck. Trockenhefe (ca. 7 g)

½ l lauwarmes Wasser

1–2 EL Sonnenblumenkerne

Mehl erst mit Salz, dann mit Öl mischen. Die Hefe im Wasser auflösen und dann nach und nach zum Mehl geben. Den Teig cremig rühren und ½ Std. zugedeckt ruhen lassen. Dann in eine gefettete Kastenform geben, mit Sonnenblumenkernen bestreuen und im vorgeheizten Backofen bei 200 °C ca. 50 Min. backen.

Variation: Dem Teig können nach Geschmack weitere Zutaten (Nüsse, Samen, Trockenfrüchte, Gewürze) hinzugefügt werden.

Brotaufstriche

Grünkern-»Leberwurst«

2 EL Brühwürze
2 Tassen Wasser
1 Tasse Grünkernschrot
80 g Butter
1 EL getrocknete Kräuter (Schnitt-

lauch, Petersilie)
je 1 Msp. Thymian, Majoran, Pfeffer
und Knoblauch
ggf. etwas Fleischgewürzmischung

Brühwürze im Wasser aufkochen, Grünkernschrot hineinrühren, kurz mitkochen, dann 15 Min. quellen lassen. Butter und die getrockneten Kräuter in die warme Masse hineinkneten und mit den Gewürzen abschmecken.
Hinweis: Der Aufstrich hält sich im Kühlschrank fünf Tage, falls frische Kräuter verwendet werden, jedoch nur drei Tage.

Süßer Getreideflockenaufstrich

150 g Getreideflocken nach Wahl
3 EL Dörrobst, über Nacht
eingeweicht
3 EL süße Mandeln oder Nüsse

1 Spritzer Zitronensaft
je 1 Prise Ingwer und Salz
ggf. 1 TL Honig

Getreideflocken mit eingeweichtem Dörrobst, Mandeln bzw. Nüssen pürieren. Mit Zitronensaft, Gewürzen und ggf. Honig abschmecken und zu einer cremigen Masse verrühren (ggf. etwas Wasser dazugeben).

Über die Autorin

Katrin Lüdtke, Jahrgang 1968, ist Ernährungs- und Gesundheitsberaterin (GFG) sowie Großhandelskauffrau. Sie beschäftigt sich seit ihrer Jugend intensiv mit gesunder Ernährung und Naturheilkunde und veröffentlichte bereits mehrere Artikel zum Thema Getreide und Gesundheit. Vollwertgetreide, Keimlinge und Grassäfte sind seit vielen Jahren fester Bestandteil ihrer Familienküche. Katrin Lüdtke lebt und arbeitet in Berlin.

Bildquellen

Bild 1 © Shutterstock.com/Tish1, Bild 2 © Shutterstock.com/Dzinnik Darius, Bild 3 © wikimedia/Alfred, Bild 4 © Shutterstock.com/kostrez, Bild 5 © Shutterstock.com/Elena Gaak, Bild 6 © Shutterstock.com/oksix, Bild 7 © Shutterstock.com/huyangshu, Bild 8 © Shutterstock.com/qingqing, Bild 9 © Shutterstock.com/mycola, Bild 10 © Shutterstock.com/koi88, Bild 11 © Shutterstock.com/schankz, Bild 12 © Roland Lüdtke, Bild 13 © Shutterstock.com/Zholobov Vadim, Bild 14 © Roland Lüdtke, Bild 15 © Shutterstock.com/Elena Schweitzer, Bild 16 © Shutterstock.com/Lilyana Vynogradova, Bild 17 © Shutterstock.com/Robin Stewart

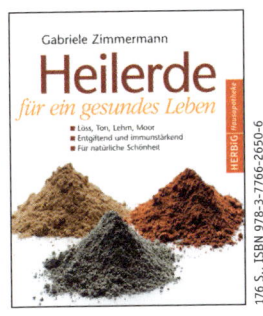

Gabriele Zimmermann

Heilerde

für ein gesundes Leben

- Löss, Ton, Lehm, Moor
- Entgiftend und immunstärkend
- Für natürliche Schönheit

HERBiG | Hausapotheke

176 S., ISBN 978-3-7766-2650-6

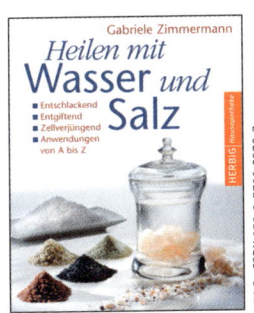

Gabriele Zimmermann

Heilen mit Wasser *und* Salz

- Entschlackend
- Entgiftend
- Zellverjüngend
- Anwendungen von A bis Z

HERBiG | Hausapotheke

176 S., ISBN 978-3-7766-2570-7

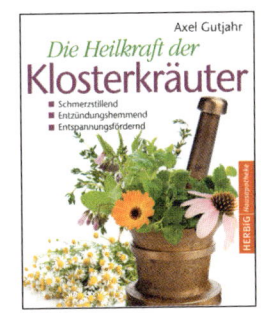

Axel Gutjahr

Die Heilkraft der Klosterkräuter

- Schmerzstillend
- Entzündungshemmend
- Entspannungsfördernd

HERBiG | Hausapotheke

176 S., ISBN 978-3-7766-2710-7

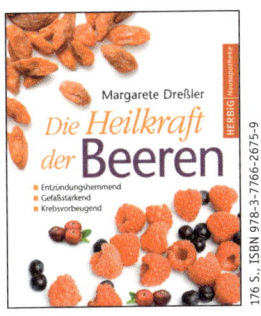

Margarete Dreßler

Die Heilkraft der Beeren

- Entzündungshemmend
- Gefäßstärkend
- Krebsvorbeugend

HERBiG | Hausapotheke

176 S., ISBN 978-3-7766-2675-9

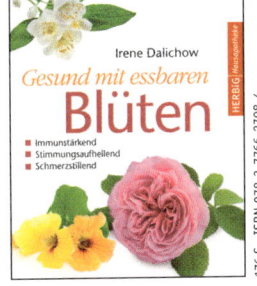

Irene Dalichow

Gesund mit essbaren Blüten

- Immunstärkend
- Stimmungsaufhellend
- Schmerzstillend

HERBiG | Hausapotheke

176 S., ISBN 978-3-7766-2708-4

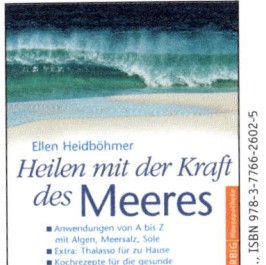

Detlef Mix

Die Heilkraft des Honigs

- Natürlich wirksam
- Rezepte
- Anwendungen von A bis Z

HERBiG | Hausapotheke

192 S., ISBN 978-3-7766-2498-4

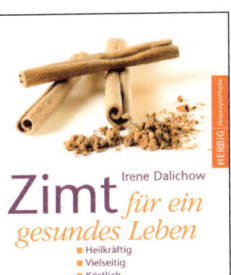

Ellen Heidböhmer

Heilen mit der Kraft des Meeres

- Anwendungen von A bis Z mit Algen, Meersalz, Sole
- Extra: Thalasso für zu Hause
- Kochrezepte für die gesunde Meeresküche

HERBiG | Hausapotheke

192 S., ISBN 978-3-7766-2602-5

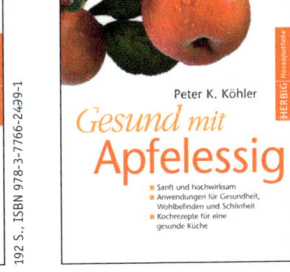

Irene Dalichow

Zimt *für ein* gesundes Leben

- Heilkräftig
- Vielseitig
- Köstlich
- Rezepte

HERBiG | Hausapotheke

192 S., ISBN 978-3-7766-2439-1

Peter K. Köhler

Gesund mit Apfelessig

- Sanft und hochwirksam
- Anwendungen für Gesundheit, Wohlbefinden und Schönheit
- Kochrezepte für eine gesunde Küche

HERBiG | Hausapotheke

176 S., ISBN 978-3-7766-2638-4

HERBiG | Hausapotheke

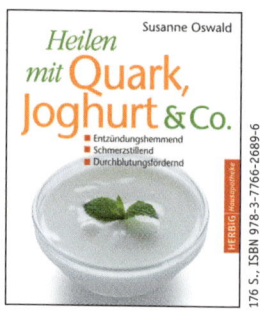

Susanne Oswald

Heilen
mit Quark,
Joghurt &Co.

■ Entzündungshemmend
■ Schmerzstillend
■ Durchblutungsfördernd

HERBIG Hausapotheke

176 S., ISBN 978-3-7766-2689-6

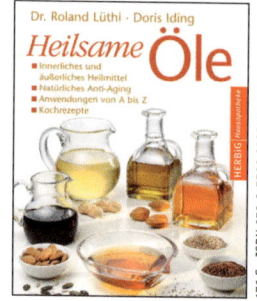

Dr. Roland Lüthi · Doris Iding

Heilsame Öle

■ Innerliches und
 äußerliches Heilmittel
■ Natürliches Anti-Aging
■ Anwendungen von A bis Z
■ Kochrezepte

HERBIG Hausapotheke

176 S., ISBN 978-3-7766-2585-1

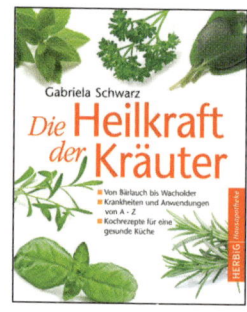

Gabriela Schwarz

Die Heilkraft
der Kräuter

■ Von Bärlauch bis Wacholder
■ Krankheiten und Anwendungen
 von A - Z
■ Kochrezepte für eine
 gesunde Küche

HERBIG Hausapotheke

176 S., ISBN 978-3-7766-2637-7

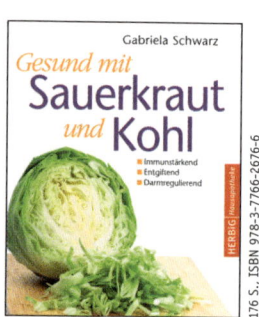

Gabriela Schwarz

Gesund mit
Sauerkraut
und Kohl

■ Immunstärkend
■ Entgiftend
■ Darmregulierend

HERBIG Hausapotheke

176 S., ISBN 978-3-7766-2676-6

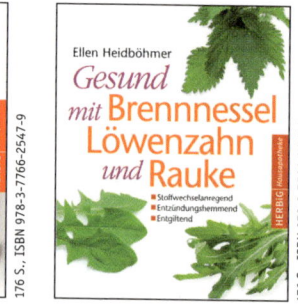

Dagmar Braunschweig-Pauli

Die Heilkraft des
Knoblauchs

■ Antibakteriell
■ Gefäßstärkend
■ Entkrampfend für
 Magen und Darm

HERBIG Hausapotheke

176 S., ISBN 978-3-7766-2642-1

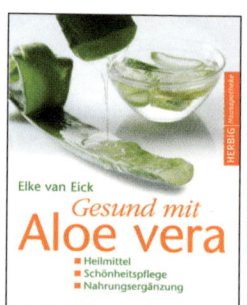

Susanne
Oswald Senf

Das
geheime Heilmittel
der Natur

■ Senf als Heilpflanze und Gewürz
■ Anwendungen von A-Z
■ Rezepte für eine
 gesunde Küche

HERBIG Hausapotheke

176 S., ISBN 978-3-7766-2623-0

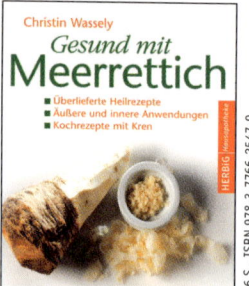

Christin Wassely

Gesund mit
Meerrettich

■ Überlieferte Heilrezepte
■ Äußere und innere Anwendungen
■ Kochrezepte mit Kren

HERBIG Hausapotheke

176 S., ISBN 978-3-7766-2547-9

Ellen Heidböhmer

Gesund
mit Brennnessel
Löwenzahn
und Rauke

■ Stoffwechselanregend
■ Entzündungshemmend
■ Entgiftend

HERBIG Hausapotheke

176 S., ISBN 978-3-7766-2664-3

Elke van Eick

Gesund mit
Aloe vera

■ Heilmittel
■ Schönheitspflege
■ Nahrungsergänzung

HERBIG Hausapotheke

176 S., ISBN 978-3-7766-2541-7

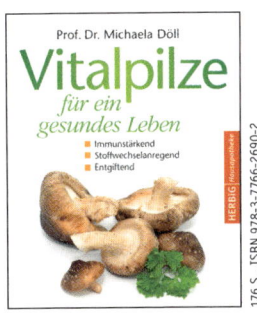

Prof. Dr. Michaela Döll

Vitalpilze
*für ein
gesundes Leben*

- Immunstärkend
- Stoffwechselanregend
- Entgiftend

176 S., ISBN 978-3-7766-2690-2

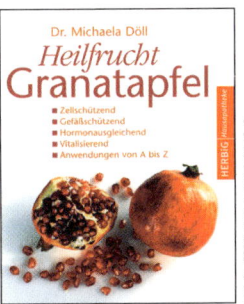

Dr. Michaela Döll

Heilfrucht
Granatapfel

- Zellschützend
- Gefäßschützend
- Hormonausgleichend
- Vitalisierend
- Anwendungen von A bis Z

176 S., ISBN 978-3-7766-2548-6

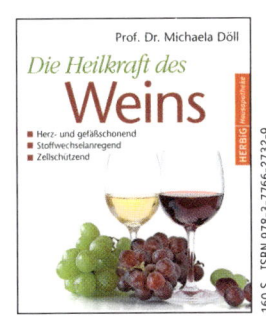

Prof. Dr. Michaela Döll

Die Heilkraft des
Weins

- Herz- und gefäßschonend
- Stoffwechselanregend
- Zellschützend

160 S., ISBN 978-3-7766-2732-9

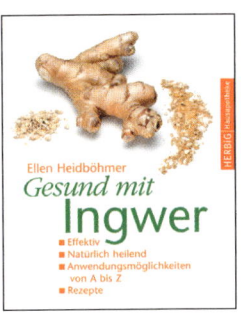

Ellen Heidböhmer
Gesund mit
Ingwer

- Effektiv
- Natürlich heilend
- Anwendungsmöglichkeiten
  von A bis Z
- Rezepte

208 S., ISBN 978-3-7766-2467-0

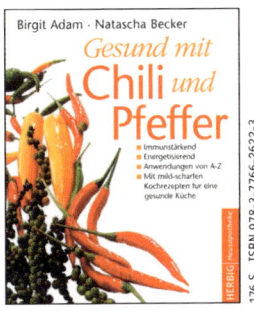

Birgit Adam · Natascha Becker
Gesund mit
Chili *und*
Pfeffer

- Immunstärkend
- Energetisierend
- Anwendungen von A-Z
- Mit mild-scharfen
  Kochrezepten für eine
  gesunde Küche

176 S., ISBN 978-3-7766-2622-3

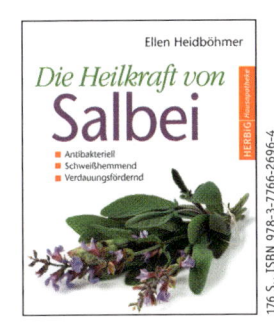

Ellen Heidböhmer

Die Heilkraft von
Salbei

- Antibakteriell
- Schweißhemmend
- Verdauungsfördernd

176 S., ISBN 978-3-7766-2696-4

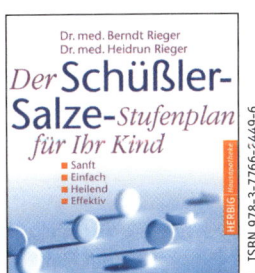

Dr. med. Berndt Rieger
Dr. med. Heidrun Rieger

Der Schüßler-
Salze-*Stufenplan*
für Ihr Kind

- Sanft
- Einfach
- Heilend
- Effektiv

192 S., ISBN 978-3-7766-2449-6

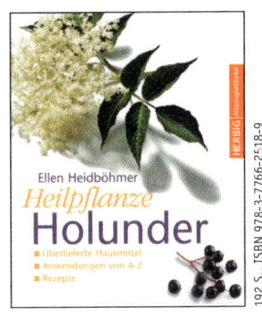

Ellen Heidböhmer

Heilpflanze
Holunder

- Überlieferte Hausmittel
- Anwendungen von A-Z
- Rezepte

192 S., ISBN 978-3-7766-2518-9

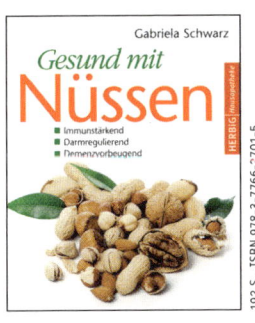

Gabriela Schwarz

Gesund mit
Nüssen

- Immunstärkend
- Darmregulierend
- Demenzvorbeugend

192 S., ISBN 978-3-7766-2701-5

HERBIG *Hausapotheke*